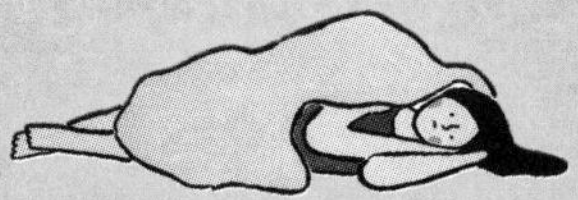

雖然想死，但還是想吃辣炒年糕

身心俱疲，卻渾然不覺，一位「輕鬱症」女孩與精神科醫師的12週療癒對話，陪你擁抱不完美的自己

白洗嬉——著
尹嘉玄——譯

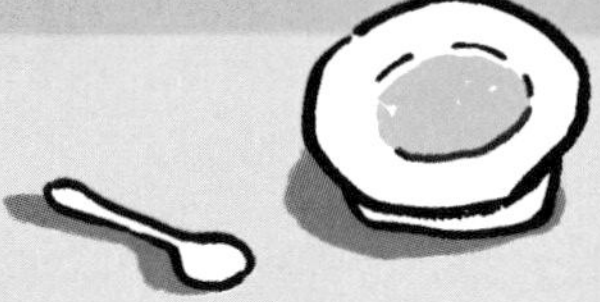

展現內心陰暗面，
也是使自己自由的方法之一。
衷心希望身邊的人可以理解，
這樣的我也是我。

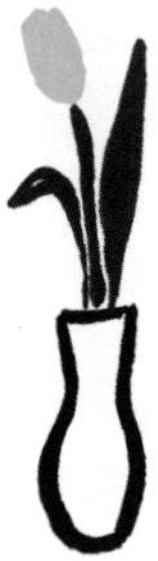

作者序

明明日子過得好好的，為什麼內心卻總是感到空虛

「若要幸福，就別害怕承認兩件事實：一是我們總是感到不幸，二是我們的悲傷、痛苦、害怕都有其存在的理由，這些情感是不能被拆開來單獨看待的。」

——摘自馬丁．佩奇（Martin Page）的《完美的一天》（Une parfaite journée parfaite）

上面這段文字，是我最喜歡也最有共鳴的文章之一。我承受著難以忍受的鬱悶，卻還是會因為朋友們的玩笑話而放聲大笑，在一陣嘻笑喧鬧過後，內心又會有一股說不上來的空虛，然後看著因為肚子餓而跑去吃辣炒年糕的自己，覺得十分可笑。我一直深受不怎麼憂鬱卻也不怎麼幸福的無力感所折磨，尤其

因為之前從來不曉得，原來這兩種情感會同時產生，所以使我更加痛苦。

為什麼大家都不會把自己的內心狀態誠實地展現出來？難道是因為已經心力交瘁，所以連開誠布公的力氣都沒有？我總是感受到內心有一股莫名的飢渴，很需要有人可以對我的心境感同身受。因此，與其到處尋覓這種人，我決定不如自己先成為那個人，我奮力高舉搖晃著自己的手，告訴大家我在這裡。希望和我情況類似的朋友，可以因為看到我的案例而感到安心。

這本書收錄著患有輕鬱症（指比較不嚴重的憂鬱症，但有持續性的輕微憂鬱）的我所接受的心理治療過程，雖然都是非常私人且瑣碎的內容，但是我把重點放在透過具體情境找出根本原因，然後往健康的方向邁進，而不是一味地只有開導負面情感。

我很好奇那些跟我一樣，外表看似正常，內心卻早已千瘡百孔，把「強顏歡笑」當成習慣的人。因為這個世界彷彿只關注極度陽光或極度黑暗的部分，鮮少有人會注意到像我這種人。這讓我想起過去周遭有許多人都不能理解我這種憂鬱，到底要糟糕到什麼地步，才能獲得他們的理解？還是這已經不在他們的理解範圍內？總之，我希望讀者朋友們看完這本書以後，能夠留下「原來不是只有我這樣」或者「原來世界上有這種人」的心得就好。

我認為藝術是可以撼動人心的，藝術也確實給了我信任，它讓我相信「就算今天不會是完美的一天，至少也會是不錯的一天」、「就算憂鬱了一整天，也會因為一件小事而會心一笑，這就是人生」，以及「展現陰暗面就如同展現開朗面一樣，是再自然不過的事情」。我按照我的方式進行藝術創作，我想要不帶任何私心地走入某位讀者的內心深處。

白洗嬉（백세희）

目次

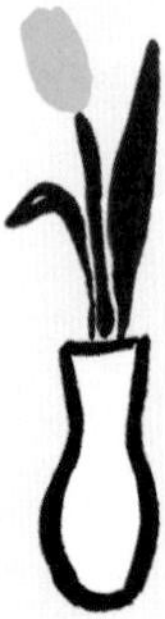

相信今天就算不是完美的一天，
至少也會是不錯的一天；
相信就算憂鬱了一整天，
也會被一件小事逗笑，因為這就是人生。

我只是有點憂鬱

不是只有看到幻象、聽見幻聽、自殘才叫生病，就好比輕微的感冒也會使人感到全身不適一樣，輕度的憂鬱也會使我們的精神感到不舒服。

我從小就是個內向、心思細膩的人，雖然記憶已經有點模糊，但是透過小時候寫的日記，不難發現自己是個不那麼積極正面的人，也很容易多愁善感。直到上了高中以後，我的憂鬱症才真正開始變嚴重，當時的我不讀書，也沒上大學，所以感覺前途渺茫，心情自然會比較憂鬱，但是後來發現，儘管已經修正了自己想要改變的部分（減肥瘦身、上大學、談戀愛、交朋友），也還是一樣鬱鬱寡歡。當然，並不是每天都深陷在這樣的情緒當中，只是偶爾會遇到心情低落的時候。有時候會感到鬱悶，有時候也會幸福地睡著。感受到有壓力的時候會消化不良，憂鬱的時候會暗自哭泣。我只是覺得自己應該是天生憂鬱的人，沒想太多，內心卻變得愈來愈陰暗。

我對人的恐懼日漸加深，尤其是在陌生情況下會出現更嚴重的焦慮，但我都掩飾得很好，沒有讓任何人察覺。所以我以為自己已經沒事了，於是更加鞭策自己，結果心理負荷到達了臨界點，再也承受不了這股憂鬱，進而決定接受心理諮商。一開始很緊張，也很害怕，但我放下內心期待，走進了診間。

醫生　為什麼會想要來接受心理諮商？

我　嗯……該怎麼說呢，就是覺得有點憂鬱。我是不是應該要說得更仔細一點呢？

醫生　可以的話當然好嘍！

我　（我打開手機備忘錄，把事先記錄在上面的內容告訴醫生）我有很嚴重的比較心理，還有拿自己和他人作比較後的自虐行為，以及低自尊感的問題。

醫生　妳有想過原因是什麼嗎？

我　低自尊感應該是因為我的原生家庭。我從小就經常聽我母親說「我們家很窮、沒有錢」，我們一家五口，生活在一間只有十八坪的房子裡。我們住的那區還有另外一棟新建案，剛好和我們這棟公寓同名，那棟坪數就非常大。某天，一名同學的母親問我住的是那棟新建案，還是我們家這棟舊公寓，當下讓我感到錯愕不已，自此之後，我就變得不喜歡談論自己住哪裡，也羞於告訴別人住處。

醫生　除此之外，還有其他令你印象深刻的事情嗎？

我　還有非常多，雖然說來老套，但是爸爸有打過媽媽，表面上是稱夫妻起口角，講白了就是家暴。我每次只要回憶起童年，就會想到爸爸動手打完媽媽和我們，把家裡的東西摔落一地，然後半夜負氣離家的畫面，我們都會含淚睡著，隔天醒來，還得放著亂七八糟的家裡先去上學再說。

醫生　當時是什麼感覺呢？

我　有一種悲慘感？或者是難過？感覺好像又多了一個不能讓別人知道的祕密，我把它當成是須要隱瞞的事情，姊姊叫我不准說出去，我也叮嚀妹妹一定要守口如瓶。雖然自尊感低和我的原生家庭有關，但我認為最有關聯的是我和姊姊之間的關係。

醫生 和姊姊之間的關係？

我 對，姊姊的愛總是附帶著條件，如果我不讀書、變胖、不認真或者不腳踏實地過生活，她就會貶低我、欺負我、鄙視我，再加上因為我們的年齡差距大，所以無論如何我都得聽她的話。而且經濟方面大多也是依賴我姊，我的衣服、鞋子、包包幾乎都是她買給我的，但是她都會拿這件事當作威脅我的籌碼，只要我不聽從她的指示或者反抗她，她就會把這些東西統統收回。

醫生 妳有想過要脫離她嗎？

我 有想過，因為總覺得這段姊妹關係並不正常，姊姊是一個極度矛盾的人，她自己可以，我就不行，類似這種情況經常上演。比方說，她自己可以外宿，我不行；她可以穿我的衣服，我不能穿她的。我對她是又愛又恨，就算心裡很討厭她，只要她一對我生氣或者不再理我，我就會感到很害怕。

醫生 妳有嘗試努力擺脫這樣的關係嗎？

我 嗯……從我成年以後在外打工開始，就決定要先經濟獨立，所以每個星期平日、週末都會安排打工。

醫生 那精神層面呢？

我 精神層面要做到完全獨立確實不易，因為姊姊最好的朋友只有我和她男朋友，我們兩個都屬於和她個性比較合、也會聽她話的人，所以和我們在一起，自然會令她感到舒服自在。我記得有一天，姊姊和我在一起時，她說：「和別人相處好無聊，和妳在一起最好玩又自在。」我當時內心翻了好幾個白眼，最後決定鼓起勇氣，第一次告訴她我的真實心聲：「其實和妳相處一點也不自在。」

醫生 當時姊姊的反應如何？

我 她非常錯愕，好像有受到打擊。後來聽說她哭了好幾個晚上，即使事隔多年，只要提起這件事，她還是會眼眶泛紅。

醫生 看到姊姊那麼傷心，妳是什麼心情呢？

我 雖然鼻頭一陣酸，但心裡是暢快的，感覺自己有變得自由一些。

醫生 那妳擺脫掉對姊姊的依賴以後，還是沒有恢復自信嗎？

我 有時候會滿有自信，但是這種性格和憂鬱好像一直都沒好轉，該怎麼說呢，對姊姊的依賴感彷彿轉移到我男友身上的感覺？

醫生 妳通常是用什麼方式談戀愛？是會主動接近心儀對象的那種類型嗎？

我 不，完全不是。我是只要有喜歡的人就會徹底放在心裡，不讓對方察覺的類型，因為我怕對方一旦知道我喜歡他，就會開始輕視我，所以也根本不敢告白或者誘惑對方，總是採取被動姿態。如果有人說他喜歡我，我會先試著了解對方，要是產生好感，就會發展成情侶關係，大概是這樣。

醫生 有戀愛空窗期嗎？

我 幾乎沒有，我和每一任都交往滿久的。我是屬於非常依賴另一半的類型，另一半通常也都非常照顧我，雖然他們都很愛我、接納我的一切，但還是有一種說不上來的鬱悶感。因為其實我不想依賴任何人，我比較想要獨立一點，就算獨自一人也可以活很好的那種，可是我好像一直都沒有做到。

醫生 妳和朋友之間的關係如何？

我 我小時候很重朋友，但是自從國小、國中都有被班上同學排擠，高中也在團體中落單過之後，就開始對同儕關係、友情心生畏懼。但也因為如此，我開始把重心轉往愛情，不再對朋友抱持太大期待。

醫生 原來如此。那妳對自己目前的工作還滿意嗎？

我 嗯，我目前是在出版社做行銷，還有經營公司的社群平臺，要上傳、曝光一些資料內容，還滿有趣的，覺得很適合自己的性格。

醫生 偶爾會有好成果嗎？

我 是，所以有時候會想要更努力衝刺，有時也會倍感壓力。

醫生 了解。非常感謝妳說得如此詳細。雖然要先進行各項檢查才能夠確診妳的狀態，但目前聽起來，妳應該是屬於依賴心比較重的人。其實人的情感兩端是相連的，當你依賴感愈重，就愈不希望自己太依賴他人；比方說，當你在依賴另一半時會得到安全感，但與此同時，也會對自己累積諸多不滿，而當你擺脫另一半時會得到自由，卻又會開始累積焦慮感和空虛感。換言之，或許妳已經對工作產生了依賴，當工作表現亮眼時，妳會認可自己的價值、感到欣慰，所以不斷依賴工作，但問題是那份滿足感往往不會持續太久。這就好比是在跑倉鼠輪一樣，一直努力想擺脫憂鬱卻又不斷失敗，最終，憂鬱就成了日常生活裡的主要情感。

我 原來。（醫生這番話帶給我不少安慰，頓時覺得豁然開朗。）

醫生 妳需要的是突破，如果想要從憂鬱和挫折的倉鼠輪中逃脫，建議妳不妨挑戰看看自己從未想過的事情。

我 但我不曉得該挑戰什麼。

醫生 所以要開始找啊，可以從比較小的挑戰開始。

我 而且我經常在社群網站上放一些假掰生活照，雖然不是假裝幸福，但我會刻意拍一些書、風景、文章等照片，想要讓自己看起來與眾不同，展現出「我其實是個有深度的人」。然後我也會用自己的標準去評斷或評價他人，但我明明又不是什麼咖，竟然會去評價別人，我覺得自己很奇怪。

醫生 聽起來怎麼很像機器人，想要有一套絕對的標準。

我 是啊，明明就不可能。

醫生 這星期先把這張自我檢測表填好（五百個性格測試題，以及症狀、行為分析檢測），我們再來一起思考要做哪些突破，好嗎？

我 好吧。

（一週後）

醫生 這些日子過得好嗎？

我 一直到顯忠日（韓國的國定假日）前一天都有憂鬱，但是後來心情就有好轉了。上次有件事情沒對您說，您說我似乎想要變成一臺機器人，的確在我對自己設立的各種標準愈來愈嚴格以後，諸如：不應該造成別人困擾等，日常生活就變得有些不便，有點像是罹患了強迫症一樣。比方說，我只要看到公車上有人大聲喧譁或者講電話很大聲，內心就會燃起一把無名火，甚至是恨之入骨的那種，只差沒衝過去掐死他們，但實際上我也不敢這麼做。

醫生 妳是不是會對於自己沒有站出來規勸對方這件事感到很罪惡？

我 是，可能十次裡面只有一兩次會好言相勸，請對方小聲一點，其他八次都會選擇隱忍，所以我總是感到十分罪惡。我光是聽見辦公室裡有人敲打鍵盤的聲音過大，就會無法集中精神工作。我甚至有去找過平時上班比較吵的同事，拜託他小聲一點，說完以後心裡也非常爽快。

醫生 有誰會因為自己沒能對大聲喧譁的人提出警告而痛苦萬分呢？其實妳就像個整天煩惱「怎樣才能折磨自己？」的人。事實上大部分人都是卑鄙膽小的，但是因為妳內心有著「不應該這樣」的強迫症，導致十次當中就算有站出來警告過那些人一次，妳也還是會批判自己為什麼有九次都沒做到。

我 我希望每一次都能勇敢站出來。

醫生 這樣做會使妳變得更幸福嗎？我想，就算每一次都站出來，妳也不會認為自己已經痊癒、自在，因為每個人對妳做出的反應都會不同。妳明明有理由糾正別人，卻反過頭來責怪自己。面對那些就算提出警告也無動於衷的人，有時候敬而遠之也是一種選擇。像妳這樣統統歸咎於是自己的問題反而不合理，為自己賦予了太大的角色。

我 為什麼我會這樣呢？

醫生 也許是因為太善良？（我不同意這句話）

我 我曾經故意在路上亂丟垃圾，也試著在公車上大聲講電話，但心情都很糟，不過也有一種瀟灑解放感。

醫生 如果根本不認同這種行為，就不要勉強自己去做。

我 我知道人是多面的，但我似乎一直沒能接受這樣的事實。

醫生 如果一直都是用平面的角度去看人，久而久之，也會用同樣的視角看自己。有時當個狠角色也無所謂，舉例來說，妳可以試想，萬一是自己心目中理想的那個人面對同樣情形，是否也有可能會動怒？是否也無法欣然接受？儘管別人可能會認為妳潑辣，但是只要像這樣試想過之後再動怒也無妨。我覺得妳好像只想呈現最理想的狀態給別人看，例如：「我要成為這種人！」這樣，甚至是偷取別人的想法與經驗。

但就像我剛才說的，人是多面的，有些人外表看似光鮮亮麗，私底下很可能都在做一些骯髒齷齪的事情；有時自己也可能對某人抱有過多的期待，後來幻想破滅、徹底失望。像這些情況其實只要告訴自己「原來對方也是普通人」，就能夠放過自己。

我

可是我認為自己是軟弱的，感覺會被其他人一眼識破，所以就算要狠也很容易被人看穿，我擔心自己會看起來很滑稽。

醫生

那是因為妳的內心隱藏著不安，就好比打算脫口而出某些話時，腦海會先自動閃過「對方會怎麼看我？會不會離開我？」的念頭，所以才會感到不安。我希望妳可以知道，把想說的話說出來會是個很棒的體驗，但是那番話會造成什麼結果，我們都不得而知，有可能會使對方產生C行為，也可能產生D行為，妳必須接受對方會有各種不同反應的事實。

我　原來如此。上次您提到突破，所以我去嘗試了燙髮，結果很滿意。公司同事們的反應也都不錯，令我很開心。還有上次您問過我，朋友們認為我的優點是什麼？我想應該是很容易感同身受吧。

醫生　實際上妳是這種人嗎？

我　是，非常是，所以有時候我會刻意收斂一些，怕被人認為太容易小題大作。

醫生　但其實可以不用太在意別人怎麼形容妳，甚至為自己貼上標籤，因為一旦開始認為自己要更體恤他人，這件事情就會變成是一種功課，那麼感同身受的能力反而會下滑。

我們從上次的自我檢測結果中可以看見，妳有「偽惡」(faking bad)傾向，也就是把自己的情況想得比現實更糟，這種傾向大部分會出現在即將復職的人、討厭上學的人身上，這些人往往會覺得自己的情況很糟，用更負面的角度去看待自己，但現實並沒有想像中得糟糕；反之，「偽善」（faking good）則經常出現在收容所裡的囚犯身上，想要展現出自己的狀態已經很好，使人留下良好印象。比起憂鬱，妳比較傾向焦慮、強迫症，對於社會型人際關係感到焦慮不安。然後妳比較被動看待「女性」這個角色，強烈認為因為自己是女性所以只能做到這樣，這是妳目前的心理狀態，而不是天生性格本就如此。除了這些以外，其他都還好。看完妳的測試結果以後，可以歸納出妳是「非常焦慮、不適應社會生活、比較負面看待自己目前狀態」的人，大概是這樣。現在的妳，是很主觀地認為自己的狀態非常敏感、憂鬱，就如同明明還沒瘋卻認為自己已經瘋了一樣。

我 對，但是如果我把自己想成是正常人會更痛苦，因為我會覺得「為什麼只有我會這樣？」

醫生 妳有上網查過「輕鬱症」嗎？

我 有，以前從沒看過一種病症說明和我的情況如此吻合，但是看到輕鬱症的解說以後，馬上就覺得「天啊！這根本就是在說我！」心裡還難過了好一陣子，因為我在想「要是以前的人患有輕鬱症，在那資訊不發達的年代，不知道會有多辛苦？」

醫生 有須要想到以前的人嗎？

我 這樣想有錯嗎？

醫生 沒有對錯，我只是覺得妳的想法很特別，一旦開始操心，就會沒完沒了。如果可以把焦點多放在現在的自己身上，就能用更正面的角度看待個人經驗。比方說，過去妳一直都沒找到可以形容自己的病名，但是現在終於找到了，這是一件值得正面看待的事情。

我 了解……。到底為什麼我會有兩面情感呢？

醫生 其實和罪惡感類似，假如妳心想「好想掐死他」，內心就會自動產生罪惡感，生氣時也會馬上像做錯事的人一樣覺得是自己有問題，算是一種自我懲罰的心態吧。這是因為妳的內心住著一個非常強烈的超我（除了自己的過去經驗，還有到處採用別人更完美的部分，堆砌出理想的自我）），但那就只是理想而已，並非現實中的自己。所以每次只要沒有達到心目中理想的標準，就會給予懲罰。如果內心住著一個過度嚴格的超我，久而久之，就會演變成一定要受到自我懲罰才肯罷休，比方說，開始變得會懷疑別人對妳的愛，或者故意做一些舉動激怒對方，甚至要等對方拋下妳時才會感到安心。變成是依照他人的反應來控制自己的言行，而不是呈現自己原本真實的樣子。

我　原來是這樣。那明明喜歡一個人獨處，卻又很討厭獨自一人，是什麼樣的情感呢？

醫生　這不是理所當然的嗎？

我　理所當然？

醫生　對啊，只是程度上因人而異而已，應該每個人都會有這樣的情感吧。雖然人與人之間需要維繫關係，但還是須要有個人空間，這也是兩者不能擇一的問題。

我　難道是我的自尊感太低？

醫生 其實兩極反而相通；那些外表看似自尊心強的人，反而自尊感低，正因為他們缺乏自信，所以希望自己可以受人景仰，反之，要是對自己的滿意度高，就不會容易受別人的言語影響。(所以我確實是自尊感低的意思)

我 我每次只要回顧過去自己做過的事情，就會覺得自己一無是處。

醫生 這很正常，因為自己做的無數件事情當中，有絕大部分都不是自己真正想做的，是基於自己設立的標準或義務感而做。

我 而且我還有很強的外表強迫症，曾經有一段時期是沒化妝就打死不可能出門，如果變胖也會覺得一定沒有人想要理會我。

醫生 這其實不是因為有外表強迫症，而是因為妳的心中有一個理想的自己，所以才會對外表如此執著，妳把那個標準設定得太高、太狹隘了，例如：「超過五十公斤就是失敗的人生！」像這樣。最重要的是要多方嘗試，發覺自己究竟想要什麼，觀察自己到底做到什麼程度才是最舒適的。一旦了解自己的喜好，也找到降低內心焦慮的方法之後，就會提升對自我的滿意度，就算有人指責妳、批評妳，也會變得可以欣然接受或者坦然拒絕。

我 這也會和暴飲暴食有關嗎？

醫生 當然，日常滿意度下滑的話，就會退回到最原始的欲望，也就是從最容易獲得滿足感的吃喝拉撒睡下手。但是靠吃獲得的滿足感不會維持太久，運動或計畫反而比較有助於提升自我滿意度，建議透過長期目標去克服。

我 好的，那看來我應該要重新開始運動了。

刺蝟困境

其實兩極反而相通；那些外表看似自尊心強的人，反而自尊感低，正因為他們缺乏自信，所以希望自己可以受人景仰。

刺蝟困境——指想要在人際關係中獲得親密感，卻又同時想要保持適當距離的矛盾心理。我總是渴望一個人獨處，卻又很討厭獨自一人，醫生說是因為我的依賴心太重的關係。當我依賴某人時會感到安心，卻也同時對自己不甚滿意，與人分開時會獲得自由，卻也感到空虛、焦慮。的確，我每次都會過度依賴對方，卻又不懂得珍惜對方。愈是願意為我付出的人，愈使我感到厭煩，然後我又很討厭這樣的自己。但是只要和處處配合我的人在一起，我就會展現出孩子氣的一面。我知道自己一直躲在舒適圈裡，變得愈來愈膽小，或許也是因為這樣所以遲遲沒能向公司遞辭呈。這是我一直以來的生活方式，這樣生活並沒有好壞之分，問題在於怎麼過生活才能使我的人生變得更健康。雖然我的腦中已經有答案，但是要付諸於行動總是無比困難。我對自己太過嚴苛，已經超出必要範圍，所以我需要的是有人可以安慰我、站在我這一邊。

我是不是患了「幻謊症」？

我經常不經意地選擇說謊，雖然現在已經不記得每一次說謊時的詳細經過，但是我記得有一次是在當實習生的時候，當時我和科長正準備要去吃午餐，我們聊到出國旅行的話題，科長突然問我之前去過哪些國家，當時的我其實從未出過國，這讓我倍感羞愧，所以只好臨時說了個謊，說自己有去過日本。猶記那頓午餐吃得我心驚膽戰，深怕科長會追問我去日本玩的事情。

我是個很有同理心、擅長換位思考的人，甚至還有一種強迫觀念，認為自己一定要富含同理心才行，所以當有人對我掏心掏肺地訴說某件事情時，我也會假裝自己有同樣的經驗，以展現自己可以感同身受；另外，當我想要得到大家的關注或引起眾人歡笑時也會選擇性的說謊，然後又再度陷入自責。

正因為都是一些日常生活中無傷大雅的謊言，所以其實不太擔心會被人揭穿，但是隨著這種謊言愈漸頻繁，我的自責感也就愈重，於是我下定決心，儘管只是一些小謊，以後也絕不再說；然而，這次喝醉酒以後我又食言了，我對朋友說了個謊，那個謊言羞恥到令我難以啟齒。這件事害我先前所作的努力都功虧一簣了。

醫生 最近還好嗎？

我 不太好，到星期四為止都很糟，星期五和星期六有稍微好一些。我是不是應該把所有事情都說出來，才會有助於治療？

醫生 如果妳不介意，說出來是最好的，或者等之後再說也沒關係。

我 有沒有什麼方法可以降低對自己的理想標準？

醫生 如果夠有自信就能降低這種標準，探索完美、追求理想的念頭也很可能不再出現。

我 那您覺得我會產生自信嗎？

醫生 應該會。

我　我覺得我是個很渴望被人認可的人，所以應該是患了幻謊症，說話時我會為了取悅大家而稍微加油添醋，說得比較誇張一些。想要展現自己也能感同身受的時候，就會用「我也有過那樣的經驗」來騙對方，但是因為每次事後都會令我很自責，所以下定決心再也不說這種謊，好讓自己內心舒坦一些。

結果沒想到上星期六接受完心理諮商以後，我約了朋友見面喝酒，最後不小心喝醉了，隔天早上醒來，我想起了我們之間的交談內容，結果我發現自己又說了謊。

醫生　同樣是為了展現自己可以感同身受而說謊嗎？

我　不是，那天是為了博取朋友的同情。

醫生　所以如果沒喝醉，就不會說這個謊了嗎？

我　對，絕對不可能說那種謊。

醫生　那就當作沒這回事吧，反正只是酒醉說的話而已。

我　（驚）真的可以這樣嗎？我是不是有什麼精神疾病呢？

醫生 不是的，當人類認知功能下滑時，說謊是常有之事，酒醉的時候也是，記憶力和判斷力都會變差。我們為了填補那些對話中的空白，很可能會選擇性的說謊。這就是為什麼喝醉酒的人最常說自己沒醉，說話也會變得語無倫次的緣故。

我 所以我沒有問題嗎？

醫生 沒問題，喝醉的時候通常理智會斷線，接觸酒精、毒品時也會出現類似反應，甚至做出衝動行為。這種事情只要自責個一天就好，告訴自己「下次別再喝到爛醉」就沒事了。

我 聽您這麼一說，我的自責感確實減輕不少。

醫生 別再責怪自己，要怪就怪酒精吧。妳不也說要是沒喝酒，就絕對不可能說那個謊嗎？

我 所以這不是幻謊症嗎？

醫生 不是，妳只是單純喝醉而已。

我 醫生，我實在很羨慕那些即使喝醉酒，也不會胡言亂語的人。

醫生 世界上真有這種人嗎？我知道有人喝醉會倒頭就睡，那是因為睡眠中樞先啟動，阻斷了原本該出現的失控行為，不然大部分人還是會語無倫次，不然就是真的酒量好到千杯不醉，才有可能。

我 原來……。您上星期不是說我是因為太善良，所以才會想要變得有正義感嗎？但我發現事實並非如此，正因為我是個不具正義感的人，所以才想要變得有正義感。

醫生 那是妳已經把自己定義為不具正義感的人，其實不管原因如何，一旦標準訂得太高，就會一直用負面眼光看待現況，老是覺得自己還有許多須要改善進步的空間。像妳現在也是，明明喝酒就是為了讓自己享受醉醺的感覺，妳卻羨慕那些可以千杯不醉的人。

我 這樣聽起來好像事情真的很簡單。噢，對了，我這星期打算提離職，太多煩惱了，壓力好大。星期三的時候我有和公司同事小酌兩杯，其他人可能覺得我現在的工作很輕鬆，還有個好組長，他們的工作反而辛苦，所以我成了他們吐苦水的對象，但其實我的工作也很苦，卻還要聽別人的抱怨。感覺公司同事、朋友都認為自己比較辛苦，我的苦顯得微不足道，這讓我有一種說不上來的委屈。

醫生 看來妳有忍下這口氣，那接下來打算如何宣洩這股怨氣呢？

我 我本來想找組長談，但是那天我在忙著處理組長交辦的事項，所以一直到那天下午，我才問他該如何是好，沒想到組長給了我一個明確答案，我實在很感謝他，所以也不好意思再提離職的事情，感覺組長也已經很辛苦。

醫生 為什麼妳那麼容易察覺到別人的辛苦呢？

我 （驚）是啊……，組長會不會其實不知道我壓力大呢？

醫生 那就對他直說吧。

我 我不曉得該怎麼說。

醫生 妳可以參考其他人怎麼說，照說就對了。其他人也會抱怨自己很辛苦，不是嗎？不過我想妳應該是那種「就算有人說自己不苦，妳也會主動察覺到對方是在強顏歡笑」的人。

我　（瞬間淚崩）是不是我太會裝好人？

醫生　妳就是個好人，能怎麼辨呢。

我　我覺得我不是什麼好人，就只是個爛好人。

醫生　妳就是因為心裡老是想著「我已經比其他人的情況好太多」，所以才會說不出「其實我也很辛苦」這句話。妳可能不論去到哪裡、見任何人，他們都會毫不避諱地向妳吐苦水，但是妳卻會因為自己沒有察覺到對方的苦而倍感自責。體恤對方固然是好事，給予關心和鼓勵也都是值得被肯定的，但是妳一定要先檢視自己的狀態，以自己的心情為優先才行。妳可以向朋友傾訴內心煩惱，也要懂得對一起工作的夥伴表示「雖然在生理上我可能沒你苦，但我也有我的苦衷。」而不是只回答：「我沒事。」這樣才能使雙方都感到舒適自在。

我　這樣想想，我的確從來沒有對公司同事講過這種話。其實我不是什麼撲克臉，我的喜怒都形於色，根本藏不住，星期四想遞辭呈的時候就很明顯，任誰看都覺得我在生氣，所以都沒有人敢過來向我搭話。

醫生 他們應該只是覺得你好像心情很差吧，妳要對自己有足夠的了解，才能夠解決問題，如果一直不去試著了解自己，只有一味地納悶：「我到底為什麼會這樣？」是不行的。

我 在您看來，我不太了解自己嗎？

醫生 我只是擔心妳會不會愈來愈少關心自己。

我 可是我每天都有把自己的情感記錄下來。

醫生 那比較像是從第三人稱視角寫的紀錄。記得，感到辛苦時，無論如何都是自己最慘，這並不是什麼自私的念頭。不論是學校還是工作，都只有在正式報到前、收到合格通過為止，一切看似美好，等真的進去以後，就會開始出現諸多不如意，沒有人會從頭到尾都覺得「我好喜歡這裡的一切」，所以別人可能會羨慕妳目前的狀態，但實際上妳卻不這麼認為。妳也不必因為「為什麼只有我不開心」而自責不已。

我 我明白了。星期三我有跟同事一起出去玩，玩得還算開心，但也只是一半的幸福而已，只要對方沒說出：「昨天我們玩得好開心喔！」我就會認為只有達到一半的快樂，對方一定要說出這句話，我才會覺得是真正的快樂。實際上我也很常向對方確認：「我現在說的話不有趣嗎？」、「我很喜歡現在這樣，你也是嗎？」

醫生 其實為別人著想並不是什麼壞事，但是一旦過度著想，就會變成是看人臉色，這樣就會成問題，妳現在就是這樣。

我 好吧。自從吃了上次您開給我的藥以後，我可以感受到睏意了，會自然入睡，本來一直都為失眠所苦。

醫生 最近也會睡到一半醒來嗎？

我 凌晨四點和五點會分別醒來一次。

醫生 睡前可以把手機放遠一點，反正不管是白天滑還是晚上滑都一樣，日常生活中可以拖延的事情就盡量延後再做，希望妳可以自己設定事情的優先順序。

我 星期五早上吃藥前還覺得很焦慮，無法專心工作，但是吃了藥以後有比較好，今天早上也是很焦慮，八點左右吃過藥以後就好多了。

醫生 可能是因為晚上吃的那半粒藥丸有副作用，只要白天好好吃藥就可以。

我 這樣吃會不會藥物成癮呢？

醫生 不會的，那些真正成癮的人也都是來這裡找我尋求協助的。

我 只要早上有吃藥，心裡就會舒服許多。

醫生 那就好好享受那種舒服感吧。妳可能會因為一直擔心「這些藥會不會對身體不好？」而產生內心負擔，就好比如果有人送妳禮物，好好享受當下收到禮物的那份喜悅就好，千萬別去煩惱「那我之後要怎麼回禮」。現在的妳，感覺比較像是在感謝我的同時，內心也有一些負擔。

我 ⋯⋯（要是能那麼容易做到，我怎麼會在這裡接受諮商。）

醫生 其實現在這樣也很好，小酌幾杯自然會失言，吃藥自然會有副作用，要是發現有副作用，都怪我們醫院就好。

我 （聽到「現在這樣也很好」，不知為何突然好想哭，真是受不了自己。）

醫生 週末有什麼計畫嗎？

我 我打算去參加電影社。

醫生 那個社團有趣嗎？

我 有趣，但也滿有壓力。我本來是個不喜歡參加讀書會或這種活動的人，因為一旦大家知道我畢業於文藝創作系、在出版社工作，就會對我有過多的期待。電影社團成員也是，當我在自我介紹時說自己在出版社工作，大家馬上就會展現出「哇～」的反應，害我好有壓力。

醫生 當初為什麼會參加電影社呢？

我 因為我是個宅女，朋友圈很小，除了和幾名好友會固定聚會外，其餘時間都是和男朋友在一起，所以有點擔心自己的花樣年華會不會就這樣消逝而過。

醫生 所以想要多參加一些活動嗎？

我 是。

醫生 那很好啊，妳會去滿足他們對妳的期待（比方說，因為在出版社工作，所以應該很會寫作）嗎？

我 不會。

醫生　但也不會因此而被團員唾棄，對吧？有時候妳可能會認為自己表現得很好，有時候也可能會感到失望，但是我希望妳可以把焦點擺在我一開始問妳的問題：「為什麼要做這件事情？」

我　這次看的電影不是我喜歡的類型，所以沒有什麼特別想要和大家分享的心得，我可以不發表任何意見嗎？

醫生　當然，妳也可以直說：「我覺得不是很好看，這不是我喜歡的類型。」

我　可是我覺得那樣回答好丟臉。

醫生　有什麼關係，都只是個人評價而已，這又沒有正確答案。當然，其他人可能會對妳有所期待，但其實也很可能是妳給自己太大壓力，認為畢業於文藝創作系、任職於出版社，就一定要說出一套專業的影評。不過當妳自認「這就是我」的時候，也許心態上會變得更自由一些。

我　我覺得現在有變得自由許多。

醫生　看個電影有一定要找出背後意義嗎？我喜歡的情節可能其他人都不喜歡，其他人覺得很有趣的橋段，我可能也會覺得一點都不有趣，不是嗎?妳可以不必凡事都過於理性,試著把焦點放在自己的情感上,抱持著「那又怎樣?」的念頭,這點很重要。

我 那我要來試試。

醫生 與其煩惱這些事,不如想想聚會後要和大家一起去哪裡?吃什麼?和誰聊天?會不會更好呢。

我 也是。

今天也是逐漸痊癒的過程

「感到辛苦時，覺得無論如何都是自己最慘，這並不是什麼自私的念頭。」

的確，聽完專家說的話，得到了不少安慰。就好比身體受傷時，比起周遭的人對我說沒事，醫生親口對我說沒事更令人安心一樣。不過，感覺醫生一直把我看作是太過善良或不聽勸的人，這讓我感到鬆口氣的同時，心裡也有點不是滋味。

後來我在電影社團裡按照醫生的建議，向大家發表了自己的看法——覺得電影不怎麼好看，然後回家聽了自己錄下來的錄音檔發現其實講得還不錯。總之，這只是第三次心理諮商，雖然截至目前為止還沒有太多改變，但我決定把這視為是逐漸痊癒的過程。儘管現在獨自在家還是會一直拿自己跟其他人相比，對於平庸無奇的自己感到自責，但是感覺強度有比以前稍減許多。

記得有人說過：「儘管是快樂美好的日子，也要能寫得出東西。」這應該也是需要經過練習的吧。我只有在天氣、身體、心理、精神灰暗憂鬱時才寫得出文章，但是之後也想在狀況好的時候寫一些好文章，不喜歡總是充滿抑鬱陰暗的感覺。總之，先從改變想法開始！

我會監視自己

究竟是從何時開始的呢？我翻找了封存已久的電子郵件，發現一篇十年前寫的文章。都說人要是受到太大傷害就會選擇壓抑，當初的我似乎就是如此，因為那是一件早已被我遺忘的事情。

我從出生就有先天遺傳的異位性皮膚炎，由於這項疾病在當年還沒有如今這般普遍，所以醫生並沒有特別嚴肅看待，後來經過一段漫長時間，才發現是異位性皮膚炎。

就如同所有罹患異位性皮膚炎的孩童，都會在手腳彎曲處、眼睛周圍出現泛紅乾燥的情形一樣，當時的我亦是如此，還經常被同學們取笑：「妳的皮膚怎麼會這樣？好噁心！」甚至就連我暗戀的男孩，也直接當著我的面嘲笑我像皺巴巴的老奶奶。

國小五年級時，我參加過一場活動，需要和男同學一起跳舞，當時我的舞伴可能極度不想和我一組，所以猶記他從頭到尾都沒有真正抓過我的手，只有作勢假裝牽我的手跳舞。從那時起，我開始感到自卑、羞愧，我認為自己是異類、像老奶奶、很遜、不該出來拋頭露面。

國中時我甚至有被網友攻擊過，當時我和同學們一起經營一個匿名的線上社群網站，有人竟然在網站上寫了一篇全都在罵我的文章，雖然我已經不太記得具體內容，但是依稀還記得對方有寫一些攻擊我外表的字眼，諸如：「只有臉看起來還好，身體實在有夠胖。」、「拜託回家洗洗澡吧，手肘黑到好可怕。」我對於自己的外表被人如此評價感到十分羞恥。

雖然這件事情早已從我的記憶中刪除，但是可能還一直深植在我的潛意識裡，所以我會一直不自覺地用搓澡巾每天搓洗自己的手肘，深怕鼻頭有卡粉刺而一天照好幾回鏡子，我變得很在乎自己在別人眼中的樣子，甚至還會把自己說過的話錄起來，回家重新播放檢視。儘管我的內心已經明顯感覺痛苦，我還是會害怕，感覺一定有人在暗中嘲笑我。

醫生 上星期參加的電影社活動還順利嗎？

我 嗯，還算順利。

醫生 有發表很多感想嗎？

我 沒有，我只有說我覺得那部電影還好，結果主持人就問我具體原因是什麼，但一時之間我還沒理出頭緒，於是就先跳過了我。後來在聽其他人發表感想時，我想到了一些理由，所以有再簡單補充一下我的看法。後來我聽了自己的錄音檔，發現原來我發表了滿多個人意見。

醫生 為什麼要錄音呢？

我 我每次只要在公司開重要會議或者來這裡接受諮商，都會把交談內容錄起來，回到家再重新播放確認，因為平常我是一個很容易緊張的人，所以都會想不起來自己說過哪些話。

醫生 可是妳又不是喝醉酒，有一定要錄音嗎？

我 現在是為了整理治療紀錄而錄音，其他時候則是因為緊張過度，腦袋總是一片空白，根本不記得自己說過哪些話，所以才會錄音。

醫生 這樣看來妳很像是在用監視器把自己錄起來，然後再回去播放觀察自己的表現。其實想不起來自己說過哪些話反而可以獲得一些自由，妳這麼做只會讓自己更加疲憊。

我 我覺得這麼做會讓我同時感到安心與自責，如果表現好就會安心，表現不好就會自責。

醫生 我希望妳可以讓時間自然帶走那些已經發生的事情。

我 好的。看來這種行為也很像機器人，對吧？

醫生 機器人？

我 嗯。

醫生 我上次說那句話並沒有太多意思，妳可能把那句話賦予了太多意義。

（我在挖苦醫生上次說我像機器人的事情）

我 的確，只要有人挑剔我，我就會故意不斷重提。到底為什麼我會開始監視自己呢？

醫生　因為妳太在乎別人的反應，對自己的滿意度也不高的關係。其實人生是自己的、身體也是自己的，這些責任都是由妳承擔，但是現在的妳，感覺老是想往極端走，而不是在合理的中間位置。監視自己不一定全然負面，只要合理適當，或者能反向思考、有各種顏色的按鈕可以選擇按下就無所謂，但是現在的妳，比較像是只有一個按鈕可以按，所以只能選擇開或關。也許妳會這樣監視自己是有原因的，但是妳都只把焦點放在「我現在很難過、好想哭、好生氣」等結果，而不是去思考導致這些情緒的原因是什麼，所以妳才會一直陷在自己的情緒裡。

我　(哭泣) 我可以怪自己天生就有這種極端和監視自己的性格嗎？

醫生　性格雖然是天生，但也有很大部分是後天養成。

我　我和姊姊、妹妹聊天時會發現，三姊妹的性格簡直一模一樣。所以我們三個人聚在一起千萬不能聊戀愛話題，因為都很極端，構不成客觀判斷。我只是覺得會不會打從娘胎一出生，我就是這種性格？還是我們三姊妹有共同經歷過什麼事情，所以都有這種特質？

醫生 我想應該是因為現在的妳看事情的觀點都比較極端，所以三姊妹聚在一起聊天時，妳也只會用妳和我想法「一樣」或「不一樣」來做評價。

我 喔……用我自己的觀點去看待，對吧？

醫生 嗯。

我 我真的有那麼極端嗎？

醫生 也沒有到很極端，就只是有那樣的傾向而已。

首先，我認為妳需要把工作和休息的空間徹底分開，如果在公司累積了一整天的壓力，回到家就應該要好好休息放鬆，但是妳回到家以後卻還在聽自己白天上班時的錄音檔，那麼，工作和休息就會變得密不可分，可能會使妳同時感受到羞恥和焦慮不安。

我 那我明白了。我這星期明明也沒什麼事，卻一直沒睡好，凌晨四點鐘醒來以後就睡不著，一直看電影看到早上六、七點。睡不著實在好困擾。

醫生 那妳白天應該會精神不濟吧？

我 其實還好，沒有特別提不起精神。本來只要有人突然向我搭話，我就會瞬間臉紅，但是上個星期都沒有臉紅。

醫生 那妳一天都睡幾小時呢？

我 應該平均有睡四、五個小時左右？通常是睡五小時醒來之後，再睡十到二十分鐘的回籠覺。我從公司走回家大約會花四十分鐘左右的時間，那條路四周都是農田，每次只要走那條路回家就會覺得神清氣爽，但是一到家又會死氣沉沉。我曾經想過到底為什麼會這樣，後來發現是因為我在家都會去找那些打從心底羨慕的人的 Instagram 來看，看著看著，心情就會變得很差。

醫生 妳都會羨慕哪一種人呢？

我 一位是過去我一直很想面試進那間公司的總編輯，之前還有打算要跳槽去那裡，可惜最後面試沒有通過。那位總編人很漂亮，也很會打扮，她底下的組員看起來都很好相處。我很羨慕她的一切，然後會反觀自己，不曉得自己到底在幹麼。

醫生 那妳對於目前任職的公司和工作，滿意度如何？

我　工作滿意度是高的，只是有點膩了。

醫生　我想任誰都會有羨慕之情，畢竟每個人內心都有一個烏托邦，但是羨慕別人和一直拿別人跟自己作比較是兩回事，現在的妳應該只是懷有憧憬而已，還不到特別嚴重。

我　那要到什麼程度才算嚴重呢？

醫生　如果有出現實際行動才算嚴重，但是如果妳可以告訴自己，「其實我也不差」那就沒什麼問題。希望妳不要把羨慕之情視為負面情感，因為那也是促使妳成長的動力。

我　好。其實我也很尊敬我們公司的組長，要是我往好處想，就會覺得「我也好想像她那樣」，但有時候又會覺得「唉，為什麼我不能像她一樣想出那麼棒的好點子」，老是陷入自怨自艾的情緒。

醫生　每個人都會有這段時期，會經歷挫折，也會透過逐一克服累積出自己的祕訣。再加上妳最近心情比較差，所以就算面對同一件事，自然也會有不一樣的觀點。

我 所以心情很重要嘍？

醫生 當然，隨著當下心情的不同，面對偶發事件的態度也會有天壤之別。

我 我不曉得能否讓自己心情好轉。

醫生 比起好轉，讓自己恢復平靜、不過度轉變比較重要。

我 但我就是做不到這一點。

醫生 妳看妳都還沒試過，就已經在說自己做不到了。我覺得妳一定可以做到，因為妳說這星期過得還不錯，上星期比較不好。

我 對。而且還發生了一件事情，有人在電影社團臉書上傳了一段訪談影片，因為有人按了那則影片讚，所以才被我發現，後來我點進去一看，發現電影社裡的人個個都是好學歷，原來是因為社長畢業於很不錯的大學，目前處於創業初期，所以似乎是有拜託身邊的好友幫忙衝人氣，導致社團裡都是學歷好的人。當我發現這件事情時，突然變得有點沒自信，也不太想出席社團活動了。我現在不論置身在任何場合，都不喜歡提到自己的學歷，也不想聽到對方的學歷，因為會同時產生優越感和自卑感。比方說，原本可能覺得跟這個人聊得來、相談甚歡，但是後來發現對方是首爾大學畢業的，就會頓時對自己的發言感到擔心，心裡想著：「會不會在對方耳裡聽起來很無知或可笑？」

醫生 可是妳也有大學畢業啊，不是嗎？假如今天妳和一名不得已沒能讀大學的人聊天，結果聊著聊著，對方突然說：「那是因為妳有讀大學啊！」這樣的話妳會有什麼感覺？

我 我會覺得「這跟有沒有讀大學有什麼關係」。

醫生 是啊，雖然高中時期的學業成績會決定我們上哪一所大學，但是上了大學以後，隨著自己對哪些事情感興趣，會決定妳的深度和廣度。高中時期的成績並不能保證妳接下來的人生。

我 也是。

醫生 如果覺得對方比自己優秀，我希望妳可以用同樣的條件去和其他人作比較。比方說，有個人可能因為家境困苦所以高中沒能畢業，但是後來靠自己努力達到了某項成就，甚至出現在電視節目當中，要是以妳現在的觀點來看，那個人的努力應該是不值錢的，但真的是如此嗎？

我 不，不是的。

醫生 是啊，妳看，只要對妳不利時，妳才會套用那樣的標準看待自己。當然，好學歷在這社會上絕對會有它有利的一面，但是如果現在我選擇離職好了，比起學歷，履歷才是更重要的，不是嗎？

我 所以我應該要往這方面去想，對吧？

醫生 我希望妳可以試著把腦海中自動浮現的想法稍微轉個方向。

我 可能要從我自己開始改變。其實我一直對自己的學歷感到自卑，因為我是插大生，一開始真的覺得很不錯，但是後來發現就算那些熱中、渴望的事情都已達成，還是會感到憂鬱。

醫生 所以問題在於，那些事情是不是自己真正熱中、渴望的吧。

我 我自己也不太清楚。

醫生 比方說，妳可能錯把「搭高鐵」當成是自己的目的，反而忽略了真正要前往的「目的地」。也許那不是妳真正的想法，而是受社會偏見或認知所影響。

我　但我還是真心喜歡我自己選擇的文藝創作系。

醫生　是啊，所以比起別人怎麼說，自己喜不喜歡更重要，比起別人會怎麼看妳，希望妳可以先滿足自己的欲望。

我　但是就像我剛才說的，我實在不曉得這究竟是不是我想要的，還是其實是別人想要的？

醫生　儘管如此，妳多少還是會有感覺吧。當初進入文藝創作系時的那份喜悅，還有從事目前工作所感受到的滿足感，都是最誠實的答案，不是嗎？

我　您是指最直接感受到的那份情感嗎？

醫生　是啊，就是那份快樂和喜悅。

我　那要是在快樂和喜悅之前總是先出現其他情感的話，是不是乾脆不要做那件事比較好呢？

醫生　嗯……但是人偶爾還是要做一些自己不喜歡的事情，不是嗎？

我　電影社馬上就要結束這一期的聚會了，聽說之後會再開新的聚會，我卻不太曉得自己究竟想不想再參加。

醫生　那妳不妨把聚會的優缺點一一羅列出來，然後自己讀一遍，也許內心自然就會有答案了。反正這只是妳的興趣啊，興趣如果變成壓力就不好了。就算真的不參加，我也希望妳不是因為屈服於內心恐懼就好。

我　可是我有滿嚴重的被害妄想症，在社團聚會時，我也會感覺裡面的人應該都滿討厭我。

醫生　是哪些情況讓妳有這種感覺呢？

我　像上次聚會完大家有一起去喝酒，一開始我不太想喝醉，所以有保持清醒，但是最終還是不小心喝醉了。雖然最後快要斷片前的記憶不是很清楚，但是我有看到社長和主持人眼神交換，示意要把我送回家，我對於那段記憶感到好丟臉，感覺他們並不喜歡我在場。

醫生　他們會不會只是不喜歡妳喝醉呢？

我　什麼？

醫生 有時候朋友喝醉酒，我們也會基於擔心而勸朋友「妳還是早點回家吧！」不是嗎？

我 對吔，我怎麼沒想到這一點？應該是不喜歡有人喝醉的關係，因為我也是這種人，不喜歡有人喝茫。

醫生 通常還沒實現夢想以前，我們很常心想：「要是真的能實現該有多好。」但是假如在夢想實現以後也依舊能莫忘初衷，那麼現在的人生，會不會宛如額外的收穫呢？當妳在羨慕某件事情時，二十歲的妳看現在的妳會有什麼感覺？會不會驚訝自己大學畢業後竟能順利進出版社工作呢？

我 （突然眼淚潰堤）應該會感到非常開心。

醫生 二十歲的妳可能會心想：「好想去找那個人問問究竟是怎麼面試進出版社的。」但是現在的妳，比較像是覺得自己的人生和過去都是失敗的一樣，可是妳也別忘了，用過去的標準來看，現在的妳也許是非常成功的。

我 我有時會想，要是三十五歲的我回頭看目前二十八歲的自己，應該會感到很惋惜。現在也會想，如果可以回到二十歲，我會對自己說：「真的

醫生 不用那麼努力。」可惜現實就是不可能發生這種事……

我其實希望妳可以多跟自己比，不要老是只跟別人比。

我 那我的被害妄想症怎麼辦？

醫生 可能需要繼續慢慢思考吧，畢竟這也有牽涉到性格的部分。妳有很長一段時間為焦慮所苦，不是嗎？只要有新的經驗覆蓋掉過去經驗，觀看自己或者對待他人時，也許就能夠用比現在更正面的角度去看待。

二十歲的我，致現在的我

「比起別人怎麼說，自己喜不喜歡更重要，比起別人怎麼看自己，希望你可以先滿足自己的欲望。」

我總是從未來的角度觀看過去，甚至曾經想過，三十五歲的我回頭看二十八歲的我，會有什麼感覺？二十八歲的我再回頭看二十歲的我，又會有什麼感覺？要是遇見過去的我，我一定會對自己說：「真的不用那麼努力。」

在我還一無所有，沒有未來，沒上大學，身無分文，擔任讀書室總務時；轉學考迫在眉睫，卻還要在早上六點鐘就到健身房櫃檯報到打工時；鏡子裡的我宛如黑白照黯淡無光時，當時的自己，會想到有今天嗎？要是看到現在的我，大學已經畢業，還進到自己一心想進的出版社做想做的工作，不知道會有多開心呢？

我已經充分努力過了，而且做著自己想做的事，我已經不再對此感到懷疑，只是想要表現得更好而已。其實光是現在這樣就已經很好了，為什麼我卻老是要去看更高的地方來折磨自己呢？我想，要是二十歲的我看見現在的我，應該會欣慰得喜極而泣吧。是啊，現在這樣就足夠了。

想要與眾不同的想法一點也不特別

醫生　過去一週過得如何？

我　還不錯。

醫生　有哪些事情不錯呢？

我　有好多事情都不錯。我交了一位新朋友，我們有很多不同之處，但又有很多共同點。該怎麼說呢，我們兩個人性格南轅北轍，觀念卻很接近，所以有一見如故的感覺，瞬間變得非常要好，但是我對這段友誼充滿強烈的不安全感，因為其實我的朋友並不多，也不是一個容易交朋友的人。還記得大學最後一學期，有個很要好的同學，我們不同系，但是修了同一堂小說創作課，她非常會寫小說，是我先主動去找她聊天認識的，後來我們很快就成了志同道合的朋友，一整個學期都溺在一起，但是某天我就突然變得不怎麼想和她聯絡了。有些人一開始認識時覺得趣味相投，但是隨著相處時間變多，會發現有許多不同之處，那位大學同學好像就是沒有料到我竟然是如此內向、容易焦慮的人，她不太能理解我這樣的性格，後來見面時變得好尷尬，不知道該聊什麼，我也變得有些自卑。修完那堂課以後，我和她有一起參加小說讀書會，當時我內心的不滿已經達到了極點，所以後來就乾脆缺席讀書會，再也沒和她聯絡。我原本不曉得，那件事原來有傷到我自己，這次又迅速地和某人成為朋友時，才突然想起那段往事，然後內心突然十分焦慮，一直心想：「之後應該又會像那名大學同學一樣突然分道揚鑣吧？」、「等她認識我久一點之後，應該就會覺得我是個草包了吧？」擔心再次被朋友遺棄。

醫生 但是妳現在也不能做任何事，不是嗎？難道就不能忠於現在嗎？害怕自己被遺棄的那份焦慮感，是在自己確定擁有某樣東西後才會出現的吧。

我 其實我也並不是已經擁有了這位朋友……，我只是一旦喜歡或欣賞一個人，就會自動覺得對方一定會瞧不起我。

醫生 如果真的是這樣，那妳不就太傻了嗎？因為通常更喜歡的一方是弱者啊，不是嗎？

我 是啊，那位朋友對其他人都不怎麼感興趣，我卻覺得她很有魅力。她在公司裡原本沒什麼朋友，但是竟然會和我當好朋友，所以我覺得很開心，但同時也有點站下風的感覺。

醫生 彷彿選擇權是握在她手上的感覺嗎？

我 對，是不是很可笑？

醫生 那看來妳要試著把愛分散一些，不能全部集中在同一個人身上，不然就會讓自己的地位愈來愈處於下風，然後隨著自己犧牲愈多，就會期待愈高，甚至會因為自己付出了很多，卻一直得不到對方同等回饋而變得更依賴對方。

我 我通常都會很努力往這方面想，但從來都不付諸行動，獨自期待，然後又獨自失望。

醫生 人本來就是如此，會因為「我選的人不可以背叛我」的念頭而更糾結，其實與其小心提防自己與某人關係變得太要好，或者活在「要是走太近，以後會不會突然被拋棄」的恐懼當中，不如想想「我真的和這個人很合嗎？我喜歡她哪一點、不喜歡她哪一點？」

我 我覺得她很特別，但是我很平凡，而且我是非常典型、無趣的人，這點令我很痛苦。

醫生 所以對方是找到一個極其平凡又典型無趣的朋友嘍？一個在公司裡沒什麼朋友的人，選擇和一個一點也不特別的人做朋友，是這樣嗎？

我 也不能這樣說啦⋯⋯。對了，我會刻意提醒自己做人要真誠，誠以待人時反而事情都滿順心如意的，愈是面對喜歡的人，就會愈想要展現最真誠的一面。

醫生 那妳在展現出真誠的時候，內心都不會有任何恐懼嗎？

我 會，所以我會把醜話先講前頭。

醫生 那倒不錯。

我　嗯，所以我也有對那位新認識的朋友說，其實我是個很無趣的人，認識我久了以後可能會對我感到失望，結果她說她自己也非常平凡。像我是畢業於文藝創作系、在出版社工作，所以經常會接觸到藝術家，但是我總覺得自己和那些人格格不入，因為我實在太一般、太普通，甚至就連和一般人（與藝術無關的人）見面，也會有一種獨自站在孤島上的感覺，有點像是不屬於任何地方的浮游物，但是我沒想到原來那位朋友也有同樣的感受，她對我說：「我喜歡藝術作品，但是綜藝節目《無限挑戰》也很有趣。」她認為自己既不是藝術家也不是大眾，很像半人半獸的角色，我聽完她說的這番話以後感到十分神奇。後來我有告訴她，其實會擔心哪天要是和她突然疏遠了怎麼辦，結果她回答：「畢竟我們兩個都有各自要忙的事情，所以可能沒辦法天天聯絡，但是只要心中經常掛念著彼此就好。」

醫生　我認為現在這樣的狀態很好，還沒發生的事情都先不要想太多，因為妳現在的焦慮、擔憂，很可能會變成對方的負擔。

我　大學最後一學期認識的那位同學也是嗎？

醫生　是啊，妳們可能隨著感情愈來愈好，把對方看作是優越、絕對的那一條標準線，然後開始漸漸貶低自己也不一定，等於是物理上的距離有拉近，心理上的距離卻漸行漸遠，而且還透過自卑感展現，開始確信「她一定會愈來愈疏離我」，不論是藉由親口詢問還是自己個人的間接行動。所以對方可能或多或少會感到不是很自在。

我　您說對方有感受到？

醫生　可能吧。我可以理解妳想要確認對方心意的欲望，但是滿足那份欲望的方式有點像小朋友。

我　為什麼會這樣呢？

醫生　應該是為了達到即時性的滿足吧，但那都只能滿足妳一時而已。相較於那種方式，珍惜與喜歡的人相處，反而能獲得更踏實的滿足。假如能為兩人相處的時間賦予意義，哪一種關係還有什麼需要在意的呢？

我　是啊，我該怎麼做才能改掉覺得自己平庸無奇的毛病呢？

醫生　這是須要改掉的毛病嗎？

我　我想要更愛自己。

醫生　我認為這不是什麼須要改掉的毛病，一切端看妳要選擇觀賞自己哪一面。妳現在與藝術家見面時，只會看自己欠缺的那一面，和其他人見面時也是，總是把焦點放在自己缺乏的部分，不是嗎？如果試著改變這樣的觀點，與藝術家見面時，不妨試想「這些藝術家應該心思很細膩、敏感，生活上可能會遇到諸多不便吧」，與其他人見面時，則試想「唉，真是聊不來」，透過這樣改變觀點的方式去面對同樣情形，自然會產生不同結果。我覺得現在的妳一直在亂套標準折磨無辜的自己。

我　確實好像一直在折磨自己。

醫生　「平凡」也許是保護自己的一種說詞，畢竟我們不會說自己自卑。

我　也是。自從認識了那名同學以後好像更加深了這樣的想法，因為她不喜歡非常典型、一成不變的人事物，而我也的確討厭無趣。

醫生　可是妳所認為的無趣和她認定的無趣應該不一樣吧？可能妳們會對某些

部分同樣感到了無新意，但認定的標準應該還是會有些微差異。我認為妳須要停止這種二分法思維，例如：自己特別或不特別，凡事並非只有好與壞的分別。

我

我了解了。我喜歡一個人獨處，但是有個前提，要有愛我的人才行；有個會主動關心我的人，我才有辦法獨來獨往。我曾經過了六個月的單身生活，當時一大早起床睜開眼睛，發現這世上竟然沒有任何人找我、愛我時，頓時覺得非常沮喪，我現在偶爾還是會回想起那段經歷。

醫生

如果是為了得到別人的關心而使自己焦慮，那妳會得到那份關心。但問題是等妳感到安心以後，別人同樣也會放心，這時妳又會內心受挫了，對吧？雖然不是故意的，但是久而久之，妳內心可能會產生「只要我幸福，別人對我的關心就會減少」這樣的隱憂，然後最終導向「我是不可以幸福的人」這樣的結論。別人一時的關心可能會彌補妳內心的不安，但是如果以長遠來看，這種關心就好比會使妳牙齒蛀光的垃圾食物。

我

我新認識的那位朋友也叫我試著練習獨處，不要太依賴別人，她說她自己有嘗試過，後來發現就算有人不喜歡自己也無所謂。在您看來，這樣的方式真的會有幫助嗎？

醫生 如果逼不得已，可以試試，但是真的有必要這麼做嗎？因為這同樣也是非常極端的選擇。感覺妳現在比較像是內心交雜著空虛感與恐懼感，所以為了保護自己而尋求他人協助，這麼做當下會感到滿足，但是之後很可能會變得無法自立，對新事物也自然不會感興趣。

我 是喔……。上次您不是叫我試想看看，假設二十歲的我看見現在的我，會有什麼感覺嗎？我發現這樣的嘗試很好，所以我最近又在想，過去的我的確太糾結於規則和規律。其實我很不喜歡加入某個小團體和大家集體行動，國小二年級時，有個叫做恩京的女孩是我們班的班長，她就像個大姊頭，喜歡主導小團體。有一次，她把另一名同學尹珍帶去她自己家的大門口，於是我問她：「為什麼要把尹珍帶去妳家門口？」結果她竟然大言不慚地回我：「因為她喜歡啊。」然後我就直接問尹珍：「妳喜歡？」沒想到尹珍竟然默默點頭說：「嗯。」從隔天起，我就成了班上被排擠的對象。我在學校向恩京搭話，她完全不理我，把我當成透明人，直接對我身旁的其他同學竊竊私語。自此之後，我就再也沒和班上女同學講過一句話，然後不斷對自己耳提面命：「不要太有自己的意見，乖乖待在小團體裡就好。」直到上了高中以後，我的想法才有了轉變，甚至變得有點偏執，大學時幾乎都是獨來獨往，在公司裡也是，但我覺得這樣很自在、很幸福，甚至對這樣的自己感到欣慰，想要稱讚自己有主見、有按照自己的心意行動。

醫生 能夠按照自己的心意行動是好事，當然，獨來獨往也並不是什麼值得稱讚與否的問題，那就只是**個人的選擇**罷了。但是如果這麼做能使你留下「幸福」記憶，那就表示這樣的行為使妳感到舒適自在。最重要的是繼續尋找能讓自己舒服的方法。

我 嗯，我明白了。

孤島

「我喜歡一個人獨處，但是有個前提，要有愛我的人才行；有個會主動關心我的人，我才有辦法獨來獨往。」

當你表示這個地方令你感到很舒服時，我對於只有自己感到不自在的事實倍感煎熬，我也很想要在這裡感到舒適自在，自然地與人交談，放心地開懷大笑，然而，從我口中流露出來的話語卻總是支離破碎。儘管和你在一起，我也總像個影子，沾染著黏稠的幽暗，整天黏在你身邊，模仿著你的一舉一動。

我一直都很羨慕你可以時常把「很喜歡、很舒服」這些話掛在嘴邊，也很羨慕你可以放心地笑開懷、自由自在地喜歡人、喜歡誰就能輕鬆接近誰，有一份難能可貴的天真無邪。

討人厭的自尊感

我抑鬱不伸，用「抑鬱不伸」來形容恰恰好。雖然「內心」已是如此，「大腦」卻不想要這樣，內心和大腦雙方宛如猛獸般齜牙咧嘴、怒目而視。當兩種截然不同的情感同時出現在一個身體裡時，我的存在本身就會頓時瓦解。等兩方爭得面紅耳赤以後，我習慣照照鏡子，看看剛打完內心之戰的面孔，泛紅失焦的眼睛、凌亂不堪的劉海、實在不曉得該抱持什麼想法過日子的黯淡表情，簡直活像個混濁不清的存在。我感受到自己的心情已經跌落谷底，好不容易維持的精神平衡也再度崩塌瓦解。

醫生　這幾天過得好嗎？

我　本來都好好的，星期四和星期五比較不好，然後又沒事了。

醫生 比較不好是因為有發生什麼事情嗎？

我 上次我不是跟您說我認識了一位新朋友嗎？那時候您也有告訴我，我的焦慮很可能會造成對方負擔。雖然我有銘記在心，卻很難付諸執行。有時候我們酒後會吐真言不是嗎？星期四的時候我和那位朋友喝酒時，就有聊到大學最後一學期本來很要好的那位同學的事情，然後我又不小心講出了內心的焦慮，明明之前已經對她說過一次了……。然後我就一直對這件事情感到非常懊悔。

醫生 朋友當下的反應如何？

我 就只有「是喔，原來～」大概是這樣的反應？因為我一直在重複一些已經對她說過的事情。當天凌晨我因為這件事超鬱悶、超後悔，然後到星期五的時候又沒事了。我上次不是有跟您說，只要我喜歡某人，就會開始擔心對方會不會輕視我嗎？再加上我非常依賴我姊，經常被我姊照顧，所以不論是在友情還是愛情裡，我經常是站在接受方，而非照顧人或幫助人的付出方。但是面對這位朋友，我第一次動了「想要為她做任何事」的念頭。

醫生　難道是因為有從對方身上看到自己的影子？

我　這倒不是，不太一樣，她是一個不習慣展現情感的人，我則是自認比較習慣展現自我的人，我可以把內心感受、情感，轉換成語言好好傳達出去，但她不擅長這麼做，她自己也承認。也是因為我發現她屬於比較會壓抑情感的類型，所以才開始令我有點擔心。這是我在書上看到的一段話，「情感也是有通路的，如果我們一直因為它是負面情感而選擇壓抑、掩蓋，最後就會導致正面情感也難以正常展現，也就是情感通路堵塞的意思。」我也有告訴那位朋友這番道理，但是自此之後，那位朋友就會開始傳一些訊息給我，明明都是不怎麼重要的雞毛蒜皮小事，也傳個十幾條訊息過來，害我覺得有點煩。

醫生　妳會覺得煩？

我　對。

醫生　可是妳到上星期都還沒覺得她煩，不是嗎？

我　對，我的腦海中一直盤踞著「難道是因為我對她好，所以讓她覺得可以開始對我隨便了？」這樣的念頭，所以星期四那天才會讓我更加痛苦。星期五那天為什麼會好轉，是因為我知道自己很愛胡思亂想，所以我告訴自己，「重新回想看看吧！」然後我發現那位朋友本來就是那樣的性格，我告訴自己：「她原本就不是走親切路線，她是因為跟我關係變得要好，我令她感到舒適自在，所以才會放心對我說那些小事，不是因為覺得可以對我隨便。」然後我又告訴自己：「就算她真的覺得可以對我隨便，那又怎樣？情有可原啊！」

醫生　妳有沒有想過，也許是因為自己又說了大學同學的事而使妳感到懊悔、痛苦？

我　我星期四的時候的確是為此感到後悔，甚至自責為什麼我老是惹人厭煩，但是隔天星期五再見到那位朋友時，她對待我的態度沒有任何改變，所以有讓我安心不少，她要是隔天變得對我有些疏遠，我就會篤定「一定是因為我又說了大學同學的事情」導致。

醫生 妳還真沒有中間值。

我 是啊，總是非常極端，我是「白極端」。

醫生 妳本來一直擔心別人會對妳感到厭煩，但其實妳已經對自己感到厭煩了，是嗎？

我 對，我就是對於這種雙重情感感到奇怪，所以才會對您說這件事。然後上次您不是說，「朋友選我當朋友」這件事會引發我內心的責任感嗎？當時我沒有承認，但是事後回想好像真的是這樣，我會覺得「因為她選擇和我當朋友、願意對我敞開心房，所以我要對她更好」。

醫生 其實只要不是階級社會，就不會有誰選擇誰這種權力關係，彼此只是相互作用而已。談戀愛時也會偶爾位居上風、偶爾位在下風，不是嗎？

我 是，我就是討厭那樣，所以最後我都會選擇和最喜歡我、最讓著我的男人交往。

醫生 我覺得是因為這位朋友有對妳展現出她的一些弱點，所以妳也有產生些微的優越感，反之，就算這位朋友在聽完妳說大學同學的事情以後，對妳的態度有明顯不同，也很可能是因為其他原因，而妳卻總是只想到最極端的結果，其實大可往不同方向設想，也有可能兩種極端共存，但妳是用最極端的方式在幫人打分數。最終，妳的態度就會變成是取決於別人的態度，自己得到對方多少付出，就回饋多少這樣，這也會讓妳感到十分痛苦。

我 對吔，我每次都會心想：「我是在用真心對待這個人，但他會不會只是覺得孤單寂寞所以選擇和我在一起？難道是因為我看起來比較好欺負？」然後每次只要這麼一想，心中就會馬上湧現「算了，那我不要！」的想法。

醫生 妳的那份焦慮不安會使對方更加焦慮，因為對方很可能在下意識裡和妳有相同感受，宛如磁鐵般靠近妳反而會使關係疏離，遠離妳反而會使關係緊密。我會奉勸妳不要再過度強求人際關係，其實反過來想，妳可能會嫌對方很煩，同時又很享受對方的關心也不一定。

我 對，就是這樣，又煩又很享受，我看我根本是變態吧？

醫生 怎麼又說自己是變態了，每個人都是這樣的。妳只要把這種矛盾心理當成是為了捍衛自尊的最後手段就好了。

我 所以我這樣沒問題嗎？

醫生 是的。

我 我們家不大，最近大家不是光聽陽臺坪數就大概能猜到室內坪數嗎？我一直對自己住的地方感到很丟臉，但其實真正更讓我覺得丟臉的是有這種念頭的自己，所以長大成人以後，我都會更刻意地假裝無所謂，坦然告訴大家我的住處，但是我發現姊姊和妹妹會謊報我們的住處，於是我問她們：「為什麼要說謊？」她們竟然雲淡風輕地回答：「反正這裡和那裡都差不多啊，沒有必要告訴別人我們家真正的地址吧。」但我覺得說這種謊很有罪惡感。

醫生 如果說謊是為了讓自己心裡比較好過一些，那也是情有可原。

我 是喔……。

醫生 其實妳一直在拿一把過度理想的尺，努力讓自己達到那樣的標準。懲罰

我　自己的方法有很多種，而這也是其中之一。

醫生　醫生，從您專業的角度來看，我的狀態有好轉嗎？

我　還不錯啊！

醫生　我有覺得自己狀態變得比以前好，在公司裡也滿自在的。

我　可能因為妳多了一位很「煩」的朋友吧，妳不是說那位新認識的朋友很煩嗎？

醫生　我經常覺得煩，不論是誰都一樣。

我　還是我乾脆用「她討厭我又怎樣？嫌我煩又怎樣？」的心態與人維持關係，這樣會比較好嗎？

醫生　可是究竟有哪些行為是可以代表「她討厭我」或「她喜歡我」呢？像妳覺得那位新朋友煩，也是因為妳討厭她的行為，而非討厭她這個人，但是現在的妳，正在把對方的行為一一解讀成是在「拒絕」妳。

我　我總是這樣，就連對方的一顰一笑，我都會解讀成「她可能已經不喜歡我了」。

醫生　明明可以想成是其他原因，妳卻總是往最極端的方向去想，甚至用同樣的標準套用在對方身上，等於是被自己的念頭困住。

我　的確，最近老是會想得很極端，也讓我動了一個念頭：想要維持一段相對健康的人際關係。

醫生　不論和誰做朋友，都沒有絕對的一條線，偶爾也可能會心有不滿。我希望妳可以分清楚對方的部分與全部，不能因為喜歡對方的某部分就全盤接納，討厭對方的某部分就全盤否定。盡量多去嘗試看看往不一樣的方向思考。

讓自己不依賴任何人

「情感也是有通路的，如果我們一直因為它是負面情感而選擇壓抑、掩蓋，最後就會導致正面情感也難以正常展現。」

我覺得自己好像開始會依賴醫生，對於現在的我來說，醫生就好像是那條絕對的線，因為他是專家，也會提供解決對策。

我想放下那些舊有的情感，這是為了讓自己變得幸福，而不是為了看起來與眾不同（當然，自認與眾不同是很重要的一件事）。諸如：被他人的情感和行為支配、錯誤的思考方向導致情感兩極化、反反覆覆的行為規範限制了自己等，這些習慣我都想要統統打破。我想要成為人生的主人，想怎麼做就怎麼做，過無悔的人生。

用極端的情感把自己逼入死角，我會變得幸福嗎？那麼嚴格地評價自己，對我有什麼好處？其實有時候為了守護自己，也需要一點自我合理化，我卻因為想要客觀看待自己而長時間用一把刀子架在自己心上。從今以後，我要練習的是不再被「一定要這麼做」的公式束縛，給主觀的自己一些認同。

怎麼做才能了解自己？

醫生 最近過得還好嗎？

我 還不錯。

醫生 白天都沒有打瞌睡嗎？

我 對，晚上都睡得滿好，中間雖然有醒來兩、三次，但是像昨天晚上也有睡滿十小時。不過每次只要喝醉酒醒來，就會一直很想念剛分手的男友，喝醉酒的當下倒還好，請問我到底為什麼會這樣呢？

醫生 對方還有聯絡妳嗎？

我 沒有。

醫生 要是妳完全不想他，那才奇怪，畢竟你們也有在一起一段時間，所以不用覺得自己很奇怪。

我 可是都說酒醉後才會展現真性情不是嗎？

醫生 也不一定吧，喝醉酒的確會產生一些勇氣或衝動，不過有時候也會出現第三種人格。

我 （突然聽見雨聲）好像開始下雨了。對了，那位新朋友也對我產生了新影響。我們通常和某人關係走得比較近一些，就會想要和對方分享自己喜歡的事物不是嗎？所以我也有讀了一下她推薦的書、她喜歡的音樂，然後我發現可以認識到許多新書、新音樂，實在很開心。然後從下星期開始，我也要去聽我喜歡的作家開設的小說課程。

醫生 妳是自己去上課嗎？

我 對。還有上次沒選上的Brunch（寫作平臺網）作家甄選活動，這次剛好有被選上，我好開心，然後我和朋友約好，每個星期要在平臺上寫一篇閱讀心得（但實際上也只有寫過一篇，之後就再也沒寫了）。我已經有兩年沒寫小說了，這次難得構思了一份短篇小說的架構，覺得心情很好，我是抱持著「徹底做自己一回」的想法寫的。

醫生　去想像一個全新的世界當然會對妳有許多幫助，可以減少在現實生活裡的衝動，還能達到替代滿足的效果。那關於刺青的事情怎麼樣了呢？

我　我打算今天去刺。

醫生　妳會和誰一起去呢？

我　我自己去。喔對，今天我還會見一名網友，我平時有在寫部落格，就只是自己隨便寫寫而已，不知從哪天起，開始有人會為我寫的文章按愛心，我也自然而然地和那些人有了互動，關注彼此、觀看彼此寫的文章，但也沒到非常要好，甚至根本沒有關心彼此。但是就在我開始寫心理治療紀錄的那天，一名網友在底下留言叫我加油，後來我又寫了一篇關於「我好憂鬱」的文章，結果那位網友就傳訊息給我，叫我要好好加油，之後再請我吃飯，然後我們聊了幾句，就相約星期六見了。雖然我也不曉得當時為什麼會做出這樣的約定，但總之今晚會和那名網友碰面。

醫生　妳不會害怕嗎？

我　說也奇怪，還真的不會害怕，難道是因為有先聊過的關係？依照我原本的性格，應該是會害怕萬一對方把我擄走賣掉怎麼辦，但是這次很奇怪，就是不會覺得擔心。

醫生 可能透過文字聊天，多少有比較了解彼此的關係，但還是記得要注意安全。只要是妳自己做的選擇，都是好事。

我 要是以前的我，一定會心想：「什麼？要跟網友見面？好奇怪喔！」但是這次一點也沒有這種感覺。不過看來還是得請朋友幫我留意一下，如果超過一小時都聯絡不到我，就直接報警處理。

醫生 那幹麼赴約呢（笑）。見面時應該會互換聯絡方式吧？

我 對，我們已經有留彼此的電話了。

醫生 那就把對方的電話先告訴朋友，不就好了？

剛分手的前男友都不聯絡妳，會很難過嗎？

我 是不至於，我打算再過一段時間自己先主動聯絡看看，如果他真的打算和我分手，我希望至少不是這樣結束，實在太爛。

醫生 為什麼還要再過一段時間呢？

我 因為想要平息內心怒火。最令人難過的是，我絕對沒有輕視他的意思，但是他一定會覺得我瞧不起他，我怕他會被這樣的感覺折磨很久，有點擔心。

醫生 總之，想要好聚好散是很好的心態。過去妳可能會認為「我適合這種人，我需要這種人」，但是現在妳很可能會想要認識不同類型的人，以達到平衡；比方說，有些人和初戀情人分手以後會覺得「我再也找不到這種愛情了」，但是隨著時間流逝，就會藉由新戀情來遺忘那段初戀。現在的妳，就像是經歷著青春期，妳會須要做出一些有別於以往的選擇，或者明知失敗也要嘗試看看。

我 對，而且朋友們滿喜歡最近的我，都說我變得比以前開朗許多。

醫生 比起朋友們對妳的評價，妳對自己的滿意度更重要。(醫生說話好犀利)

我 但是因為我的狀態也不是很穩定……。這星期都非常好，我也很喜歡這樣的自己，不論是決定重新寫作，還是申請小說課程，我對於這星期的自己都很滿意。

醫生 那希望你的刺青也能一切順利。

我 一定會的。上次您不是說，明明有那麼多好的證據，我卻老是專挑不好的來使用嗎？後來我回去有仔細思考自己為什麼會這樣，比方說，我可能被男朋友甩了，我就會心想「他不愛我了」，但是當我閱讀時發現書中提到「每一段愛情的顏色和模樣都不盡相同，不要單憑妳的想法去判斷」時，我又會轉換我的想法，認為「是啊，他應該也會有不同觀點，說不定另有原因」，但是我會覺得這是在自我合理化，所以不太想要這樣。

醫生 為什麼要用負面的角度去看待自我合理化呢？

我 也許是因為感覺自己好像在逃避現實？

醫生 那是成熟的防禦機制，因為是在為自己的傷口或決定找理由。

我 所以可以用作守護自我的方法嗎？

醫生 是的，等於是做了理性的判斷。但是如果出現過度的自我合理化，就會變成另一種問題，目前看起來都還在合理範圍內。

我　前陣子朋友有找我開導她的戀情，當時我有對她說：「妳只是他魚池裡的其中一條魚，沒聽說過『漁場管理』嗎？」結果那位朋友竟然沒有因為我的話而受影響，反而還語帶堅定地回我：「不可能，那是因為妳只有聽我說而已，妳根本不了解我們的關係。」我也好想要變得像她那樣意志堅定，因為我一直以來都是個耳根子軟、按照別人的標準去做判斷的人。

醫生　那就得先非常了解自己才行。

我　對，我覺得我不太了解自己。

醫生　是啊。

我　我該怎麼做才能了解自己呢？

醫生　很多人都會覺得我才是最了解自己的人，但是不妨仔細想想，「我真的了解自己嗎？會不會像瞎子摸象一樣，只看見自己想看的部分呢？」

我　那要怎麼做才對呢？

醫生　要看得更全面、更立體啊。

我　喔！如果可以從多角度觀看一個人，感覺就沒理由討厭任何人了，我也有想過應該要這樣做才對。

醫生　像小朋友們閱讀的童話故事就很平面、善惡分明，但是在我們成年以後閱讀的書籍當中，就鮮少會有單純用好或壞去斷定的角色人物。我希望妳可以從多角度、綜合性地去看一個人，然後再下判斷，看待自己時亦是如此。

我　那如果試著用寫的呢？

醫生　用寫的也會有幫助。如果是在現實生活中能夠進行的事情，也盡量在當下付諸行動，嘗試看看。假如今天要去刺青，不妨就把刺青前後的感覺寫下來，那麼之後就可以找出共同點，發現自己會對哪些事情心生畏懼、對哪些事情感到心安等。這可以幫助妳更全面地了解自己。

「我」這個存在

「為什麼要用負面的角度去看待自我合理化呢？那是成熟的防禦機制之一，因為是在為自己的傷口或決定找理由。」

深入探究自己是一件不容易的事情，尤其被負面情感籠罩時更是。該怎麼形容呢？有點像是明知自己正踩著垃圾，卻還是要親手撿起垃圾來確認的感覺，今天就是這樣，莫名其妙想哭、想依賴人、想憂鬱，對於現在的我來說，憂鬱是最容易、最熟悉的一條路，也是最貼近的情緒，因為就像每天在同一時間醒來一樣，已經成了習慣。

過一段時間自然就會沒事了，不對，世間萬物都是流動的，所以人生也會像海浪一樣有潮起潮落，今天憂鬱，明天就會幸福，明天幸福，之後又會再陷入憂鬱，但是無所謂，只要記得愛自己就好。

我是獨一無二的存在，光這一點就已經非常特別，而且還是須要照顧一輩子的存在，因此，必須用愛溫暖地、循序漸進地一點一點幫助自己、改善自己才行，偶爾可能會須要停下腳步喘口氣，偶爾也可能會須要鞭策督促自己向前行，我相信，愈深入探究自己，一定會愈幸福。

認定、斷定、失望、離開

醫生 這些日子過得好嗎？

我 不好，不知從何時起，我開始會看那位新朋友臉色，也深受她影響。我把一本書借給了她，但是我一直很擔心自己的閱讀品味會遭到她否定。

醫生 那她的反應如何？不好嗎？

我 她有用聊天軟體傳一些閱讀感想給我，但是那些訊息內容在我看來都像是批評，其實就算是批評，也是在批評那本書，並不是針對我，可是我卻覺得自己好像也被她批評了一番，所以不自覺地脫口而出：「妳這人很傲慢，也令人覺得疲累！」結果對方竟然回傳了更難聽刺耳的話，最後我因為太受傷，乾脆選擇已讀不回。

醫生 當下心情如何？

我 比起失去那位朋友，我反而很在意又遇到了一個瞧不起我的人，當時變得非常憂鬱、憤怒，我討厭自己被人輕視，也討厭那位朋友。

醫生 看來最大的問題還是在於非黑即白。

我 非黑即白？

醫生 嗯，妳又把自己逼入了死角，然後逼自己只能選擇黑或白，要做朋友或不做朋友、非常要好或分道揚鑣、選擇爆炸或選擇隱忍。妳總是只給自己Yes或No這兩個選項，沒有任何中間值。而且妳可能一直把那位朋友視為是「很特別的友誼」，所以一直隱忍苦撐，只為了讓這段關係延續。正因為妳都不是用真正的自己去面對她，所以才會感到疲累。

我 的確，一開始我認為我們有滿多共同點，但是後來發現原來我們很不一樣，所以才會經常起衝突。每次只要她說出和我不同的意見，我就會覺得她是在攻擊我，讓我好受傷，所以為了不讓自己受傷，我會盡量配合她的想法，或者乾脆選擇視而不見。但其實明明可以試著坦白說出我的想法，或者和她保持一段距離不要那麼親密……。

醫生 現在的妳，彷彿把灰色定調成只有一種顏色，但其實灰色還可以細分成很多種灰色，光譜也可能是立體的，妳卻將她視為是一條線而已。

我 真是慚愧。我每次都會告訴自己「人是立體的」，卻總是把人看成平面，所以才會光看某個人的特質就認定「他一定是這種人」，然後斷定、評價對方，最後再離開對方。

醫生 舉例來說，即使妳很喜歡某位作家寫的文章，只要見到本人以後令妳感到失望的話，妳應該也會從此不再喜歡這個人。

我 （驚）對！就是這樣。可是那明明不能代表那個人的全部。

醫生 我看問題不僅是這樣評價別人，還有更大的問題是妳也會這樣評價自己，喝醉酒的隔天醒來以後，妳會感到很痛苦也是同樣的道理。

我 我總是擔心如果展現自己較為陰沉的一面，周遭的朋友就會紛紛離我遠去，但是我反而很了解他們的各種面貌，不論是比較笨拙還是比較厲害、內向的一面，就算有些負面，還是不減我對他們的喜愛。然而，儘管我自己是如此看待他們，仍不免擔心自己的一小部分被看穿就會遭人唾棄。

醫生 最終還是因為自尊感的問題，如果妳是自尊感高、對自己的品味有十足把握的人，那麼就算對方提出質疑或批判，妳也會無動於衷，絲毫不受影響。

我 是啊，可見我對自己的品味多沒自信，才會想那麼多，別人的評價明明又沒什麼。我的確是個自尊感低的人，很容易受朋友影響，正因為我的立場不夠堅定，所以老是會覺得對方說的話都是在針對我，明明每個人都可以有不同看法，我卻一直用對或錯來看待。

醫生 除此之外，都沒有發生其他事了嗎？

我 我有領悟到一件事，過去的我，原來一直錯把愛和影響力混為一談；因為我自己是屬於優柔寡斷的人，所以要不斷影響對方才會感到安心，而且要是發現對方深受我的影響，我就會覺得表示他很愛我、我們的關係非常穩定。然而，我的大腦明知彼此都要保有各自的主體性才能維持健康良好的關係，可是心裡卻會因對方不受我的影響（這裡的影響是指：

因我說的話而動搖、有所領悟，按照我的價值觀行動、改變、照做。我承認這實在是很奇怪的思維）、太做自己而感到不安，因為會覺得對方一定是不夠愛我。

醫生 這是增強認可慾的行為，當妳愈想要受人影響時，就會愈努力讓自己發揮影響力，當對方無動於衷時，妳就會加倍努力，最後再把自己搞得筋疲力竭。這同樣也是非常極端的行為，規範著自己的極限，「我一定要對那個人產生影響力，才表示對方真的愛我」，這種信念非常極端。

我 那我該怎麼辦呢？

醫生 妳要更專注於自己，不妨試著具體寫下妳喜歡什麼，還有別人眼中的我和自己眼裡的我有何不同。過去一直看人臉色所做的行為，也可以試試看變得更主動積極一些。

我 我其實還滿按照自己的心意去做事。

醫生 真的對所有人都這樣嗎？

我 沒有，我對那位朋友就比較配合，不知道為什麼。然後和她相處時，也會老是出現不真實的我，所以感到疲累，要是不這麼做，又會對她講話無禮。

醫生 但還是得盡可能展現真實的自己才對。不要在意別人會對你有什麼看法，積極去做自己真正想做的事情就好。雖然現在妳可能會因為人際關係像三角形一樣尖銳狹隘而經常受傷，但是不要忘記十六角形比八角形更接近圓形的事實，當多元深厚的人際關係愈多的時候，就愈能像圓形一樣社交圓融，心裡也就愈不易受傷。一定會更好的，放心吧。

我 (流下感動的眼淚) 好的，謝謝醫生。

當天的真相與人生的真相

「其實從來都沒有人瞧不起我，最瞧不起我的人是自己。」

我最常掛在嘴邊的一句話是：「人是立體的」，然而，這也是我最沒有身體力行的一句話。每個人都有各種面向，幸福與不幸可以共存，凡事也都是一體兩面。其實從來都沒有人瞧不起我，是我最瞧不起自己。我重新看了我和那位朋友互傳的訊息，發現其實明明可以看看就算了的，卻因為自己已經有先入為主的觀念，認為她瞧不起我，所以才會戴著有色眼鏡去讀那些訊息，覺得一字一句都在針對我，於是再故意說一些會激怒她的話來攻擊她，只為了讓這段關係從此結束。

我希望和我一樣極端、老是抱怨自己被人瞧不起、總是讓關係破局的人可以閱讀這篇文章。我們每個人都是多面的，那才是全貌，光憑一點就去斷定要不要與某人絕交是不合理的。明明大腦非常清楚這番道理，卻一直無法銘記在心、身體力行。不幸就像一層油，漂浮在最上層，幸福則沉澱在最底層，值得慶幸的是，人生就像裝著這些幸福與不幸的桶子，這是最大的安慰與喜悅。不論如何，我會繼續活下去，也會活出自己的人生，這也是最大的安慰與喜悅。

終於出現藥物副作用

我很喜歡一個人的時光，不論是躺在房間裡看書、思考，還是出門散步、在地鐵裡聽音樂，抑或是睡午覺等，都是我最愛的時光。然而，過去兩個星期的時間，都被「無聊」這兩個字占據了日常。

那是我第一次感受到在公司裡的時間竟是如此煎熬，我無法專注於任何事情，也無法好好坐在位子上工作，光坐著不動就是一大折磨。最終，我只好在星期五請了半天假，提早下班回家。但是就算回到家，也依舊耐不住內心的焦躁、不安和無聊，當時我懷疑是不是服用的藥物出現了副作用，於是前往醫院，最後證實的確是藥物副作用。我當下感到一陣無奈，原來我服用的藥物會帶來「靜坐不能」的副作用。

所謂「靜坐不能」，是指坐不住的意思，會一直想要站起來再坐下，或者原地來回踏步，是服用精神安定劑之後經常會出現的副作用。

我 藥物會產生耐受性嗎？

醫生 有些藥物會。

我 現在是出現耐受性的時機嗎？原本吃完藥以後，我會覺得身體放鬆、心情安定，但是現在會一直感到焦躁，然後我一直以為那是無聊感。總之，我已經有一個月左右難以專心上班，要是不做點什麼事情，就會無法忍受這股無聊感，甚至就連搭公車通勤的三十分鐘也覺得無聊至極，這都是藥物副作用嗎？

醫生 是的，應該是因為上次幫妳把一粒藥丸調升劑量所致，妳是覺得一直坐不住，是嗎？

我 對，很痛苦，非常非常痛苦。

醫生 怎麼不早點打電話給我。

我 我一直以為自己是因為討厭目前的工作，所以容易感到無聊厭倦，但是今天突然閃過一個念頭，認為也許是藥物副作用也不一定。

醫生 我覺得是原本只有開給妳半粒、後來增加成一粒的那顆藥丸導致。

我 真的好痛苦。

醫生 晚上睡覺時還好嗎？

我 要是沒吃睡前藥或者沒喝酒的話，焦躁感和無聊感就會一直持續，害我無法入睡。不然就是好不容易睡著以後又很容易醒來，都快被搞瘋了。要是有喝醉就會睡得比較好一些。

醫生 因為酒精成分多少會減低那粒藥丸的副作用。

我 我覺得自己好像一直在依賴酒精或藥物。

醫生 妳應該覺得很難受吧？

我 非常難受，和憂鬱的感覺不太一樣。我覺得我的認知能力好像很慢，而且自從吃了藥以後，白天就變得無法睡午覺，就算睡著也分不清自己是在現實還是夢境，非常淺眠。

醫生 我現在給妳一粒藥丸（吞下藥丸）。那情緒上都還好嗎？

我 很敏感。

醫生 這是一定的。後來有做一些運動嗎？

我 沒有，只有每天下班後走路回家而已，走那段路有覺得心情比較放鬆，但在公司上班時也一直坐不住，不斷往外跑。您怎麼沒告訴我會有這種副作用呢？

醫生 因為那是妳本來就在吃的藥，我只是把它劑量調高一點而已，一般來說應該不會出現副作用才對。而且我也有開防止白天和晚上產生副作用的藥給妳，妳不覺得吃完早上那包藥以後會舒服一些嗎？

我 有，但是吃完早上那包藥會很睏，真的超級痛苦，這段時間寫的日記內容也都只有「好難忍受焦躁和不安」。

醫生 那妳原本以為是什麼原因導致？

我 我一開始以為自己可能是要轉變成活潑外向的人，但是當我渴望有自己獨處的時間時，就算真的讓我獨自一人，也只會短暫感到舒服，馬上又會覺得好無聊，感覺自己變得很尖銳，和周遭人士也處得不是很好。

醫生　因為身體不舒服，自然會比較敏感。兩個星期前妳來找我諮商的時候，我是為了防止妳不要繼續鑽牛角尖而增加藥物劑量，完全沒想到妳的身體會不適應。

我　那可以幫我重新調整劑量嗎？

醫生　當然可以。

我　我只要一停藥，就會明顯感到焦躁，所以另一方面也很擔心自己是不是要吃一輩子的藥。

醫生　妳現在已經吃了三個月左右，通常治療時間會因症狀程度而異，但是痛苦的時間愈短，治療時間也會跟著縮短，我建議妳不妨把時間設定得長一點。

我　好。我好像每次都向您抱怨同樣的問題，您也總是給我相同回覆。這應該是因為我的性格遲遲未改，所以才會一直面臨一樣的問題，對吧？

醫生　妳現在說的這點很重要，有些行為是在自己不知不覺的情況下做的，但是現在的妳會意識到「原來我一直在重蹈覆轍同樣的問題」，光是這件事情本身就表示已經有達到治療。

我 因為我的問題在於一直都很極端，沒有中間值，所以我一直很想嘗試讓自己不要那麼極端，也不想和吵架的朋友撕破臉。我後來有坦白對她說：「我覺得妳瞧不起我，加上我這個人很極端，所以只有兩種選項，試著理解妳或者和妳翻臉。」當我說完這番話的時候，感覺心裡的一顆石頭終於放下，最後也有和那位朋友把話說開來，重新和好了。

醫生 那很好啊，這種友情也許也是妳的第一次，當妳這麼做的時候，會讓自己變得更自由，彼此也可以一起分擔責任，要用非常正面的角度去看待自己願意鼓起勇氣化解問題這件事，然後把至今發生的事情都怪罪於藥物也無所謂。

我 聽您這麼說我就放心了。過去一個星期我什麼工作都沒做，真的是很可怕的副作用。

醫生 專業術語叫做「靜坐不能」。

我 我還想過不能再繼續這樣下去，所以刻意讓自己投入在某件事情上。例如，我現在是行銷，但是因為想要轉換跑道當編輯，所以開始去聽一些編輯講座。

醫生　妳有辦法專心嗎？

我　很難，聽講座前我都要先小酌幾杯才有辦法專心，但還是覺得企畫一本書很有趣。我試寫過三張企畫書，滿好玩的，也有企畫自己想出的書，這些事情多少有帶給我一些安慰。

醫生　那妳身上的刺青會不會也是受副作用影響呢？

我　不知道，雖然是按照原先計畫去刺的，但當時的確有想過：「好想趕快把這件事情處理掉。」

醫生　妳只有在一隻手臂上刺青嗎？

我　對。

醫生　那妳在確認愛情時，通常會用哪種方式呢？

我　我會表示自己內心的不安，例如：「你喜歡我嗎？」、「不知道，我好焦慮。」類似用這樣的方式表達。

醫生　還不錯，至少會表達。我看藥物應該有對妳的身心狀態造成滿大影響。

就算是微不足道的小意義

有些行為是在自己不知不覺的情況下做的，但是現在的妳會認知到「原來我一直在重蹈覆轍同樣的問題」，光是這件事情本身就表示已經有達到治療。

我總是把痛苦或不自在視為是自己太遜的問題，就算站在痛苦面前，也不停檢視自我，儘管已經切身感受著痛苦，也還是會先在意別人的眼光。其實明明忍一下就沒事的，可是我卻看起來很遜，連這點苦都無法忍，好討厭這種感覺，甚至有點羞愧，所以藥物副作用的症狀也拖了這麼久才發現。

我經常覺得自己不幸，雖然我知道這是一種自我憐憫，但是今天我想要好好安慰一下自己，安慰一下那個就算痛也說不出口、感受不到痛、身心要用不同方式吶喊才會被我發現出問題、就連感到疼痛這件事也要責怪自己的我。我每次都把自己當成箭靶，就算跑出去攻擊對方，最後受傷的人還是自己。因此，當我愈想要去咬對方，自己就愈被搞得遍體鱗傷。但不論如何，這是個別具意義的一週，我嘗試在自己的世界裡設立中間點，也發覺了藥物的副作用。

過度的外表強迫症以及表演型人格障礙

醫生 這星期過得好嗎？

我 有比較好了。（藥物副作用消失了）

醫生 周遭人士的反應如何？

我 上星期我有一直對公司同事嚷嚷著想離職，後來我告訴他們是因為藥物副作用以後，他們也感到非常訝異，原以為是因為我的工作太辛苦，所以才會不停地發牢騷。我後來也有問男朋友：「我前陣子有很敏感嗎？」他說：「有一點，但不嚴重。」我現在也感覺好很多了。

醫生 所以上星期應該很煎熬吧？

我 對，非常煎熬，但我到現在還是很不想工作。

醫生 沒什麼特別的事情嗎？

我　沒有。我今天打算要來說一件從來沒對任何人說過的事，您聽了以後可能會覺得沒什麼，但對我來說是困擾已久的問題。您也知道，我的自尊感很低，所以會特別在意別人如何看我，這樣說雖然很丟臉，但其實我對自己的外表很沒自信，也有嚴重的強迫症，我討厭自己的長相，比方說，我會因為害怕別人評論我的外表而不敢去和男友的好哥們見面。

醫生　妳看其他人的外表時也會這樣嗎？

我　您是指我會不會去對別人的外表品頭論足嗎？

醫生　對。

我　當然會啊，因為我也有經常被其他人評論長相。

醫生　什麼意思？

我　雖然這樣說有點好笑，但是站在我的立場就是如此，我經常被人評論外表，感覺是一種暴力，雖然大可不必理會，但是那些話真的傷我很深，我希望任何人都不要談論我的外表。現在是因為我臨時鼓起勇氣說出來的，所以聽起來好像沒頭沒尾，但我想直截了當地說，通常女生會覺得我長得滿漂亮，但很少有男生這麼認為，所以我不是什麼萬人迷。可是有時候我們公司裡的女同事就會故意用「她是我們公司最美員工」來介紹我，我實在好討厭這種頭銜，因為這也算是一種外貌評價。去年夏天，我去見朋友和她的男性朋友時，我那位朋友就用這種方式介紹我，當下我連忙反駁：「幹麼這樣說，明明就不是！」但是朋友一副無所謂的表情，回答我：「又沒怎樣？這只是我個人的主觀評價啊！」結果她的那位男性朋友語帶嘲諷地說了一句話：「聽說您是全公司最漂亮的員工喔？」害我超級尷尬。

醫生 妳有感覺到那是語帶嘲諷的語氣嗎？

我 我覺得是。因為那個男的後來還說：「但……，妳不是我的菜。」當下我是覺得既莫名又生氣。我經常遇見這種事情，所以才會老是覺得自己應該不是男生會認為漂亮的類型，但是我又很難接受這樣的想法，覺得好討厭，也成了我很自卑的部分，您能夠明白我的意思嗎？

醫生 嗯。

我　那您幹麼擺出一臉茫然的表情？（我怎麼說話這麼嗆）

醫生　不不，我只是覺得……有點複雜。

我　我男友是說，我是他的理想型，所以在他眼裡自然是漂亮的，也會經常與周遭人士分享我的事情，但他愈是這樣，我就愈不想見到他的朋友們。昨天我出去遛狗，順便去了一趟男友家，他目前是和兩名朋友合住，我原以為當時只有他自己在家裡，結果沒想到去了以後才發現竟然還有另外兩名室友，我當時幾乎素顏，什麼妝也沒畫，自然心跳加速，連正眼都不敢瞧他們一眼，所以最後只有迅速地打過招呼便走了出來。出來後我對我男友說：「我剛才表現得太尷尬了，因為人實在太多。」然後男友安慰我：「人太多了吼？我也沒想到他們會在家。」但是那一次的碰面真的令我感到羞愧萬分。

醫生　有必要滿足所有人對妳的外表期待嗎？

我　那是很主觀的領域，所以自然不可能滿足所有人，我自己也知道，但就是很難不受影響，我真的會因為這個問題而感到自責。比方說，就算是明星、藝人也不可能討所有人喜歡，但是我算哪根蔥，其他人憑什麼都說我漂亮？我自己也知道這樣的想法根本不合理，很討厭自己這樣想，卻又一直改不掉。

醫生　那妳自認妳的外表如何？因為妳剛剛有說，通常女生會認為妳長得漂亮，但男生並不這麼認為，所以妳是用男生的視角來看自己的長相嗎？

我　對，所以我很討厭我的外表。

醫生　有討厭到想要動手術嗎？

我　之前有想過要隆鼻，也想過要削顴骨。

醫生　那妳有實際去打聽過這些手術嗎？

我　有啊，我還有實際去整形外科諮詢過。

醫生　那最後為什麼沒有做呢？

我　因為我覺得真的有必要做到這樣嗎？最後是接受我的長相、愛惜我的外表這份意志阻擋了我去整形。

醫生　妳沒有想過長這樣已經算不錯了嗎？

我 有時候的確會這麼想，但大多時候不會這麼認為。我和朋友們有組一個寫作的社團，他們都不是我需要費心討好的對象，所以我總是對他們表現自如，一點也不尷尬，但是某天，我的被害妄想症又啟動了，上星期我發現有兩名男生一直對我朋友獻殷勤，我那朋友本來就很受異性歡迎，所以我當時心想：「這兩個男生應該也看上了我朋友。」但是後來我又自己陷入「他們怎麼不喜歡我？應該是因為我又醜、又沒魅力吧」這樣的自責感當中，害我痛苦不已（唉，寫這種內容真的好難受，自己實在太像瘋女人）。我好討厭有這種念頭的自己。真正奇怪的是，如果去參加一場聚會，然後都沒有人對我感興趣的話，我就會覺得快要瘋掉，我會等待異性評價我，把我的價值標準放在異性身上。更好笑的是，我對那些男生根本不感興趣，卻會暗自希望他們喜歡我。唉，實在是很討厭這樣的自己。

醫生 那如果相反的，妳出席了一場只有女性的聚會，但都沒有人評價妳的外表，妳會有什麼感覺？

我　不會有任何感覺。

醫生　真的無所謂？

我　不對！

醫生　如果她們都只稱讚別人，沒有人稱讚妳的話呢？

我　對，我會吃醋，沒錯，女生也會，所以我也有吃公司同事的醋。

醫生　那妳有因此而更花心思打扮嗎？

我　是不至於。醫生，是不是很少有人像我這樣？

醫生　很多吔。

我　很多？有人也會對您說這種煩惱？我現在覺得很丟臉。

醫生　有些人會說得比較直接，有些人則是說得比較委婉，但最終都是這個意思。

我　是喔，我應該算是說得比較直接的人，對吧？

醫生　對，有些人只重視自己的外表，有些人則是把焦點放在有沒有受到別人關注。

我　對，我最沒自信的事情就是我的長相和魅力，我認為自己是一個缺乏魅力的人。

醫生　我不這麼認為呢，正因為妳有魅力，所以才會一直是眾人的焦點、關注的對象，但是每當妳感受到自己不再備受關注時，就會心裡不是滋味，不是嗎？

我　到底為什麼會這樣呢？我好想擺脫這樣的感覺。

醫生　妳有聽說過「邊緣性人格障礙」嗎？

我　沒有，我的症狀是屬於「邊緣性人格障礙」嗎？

醫生　是有一點這樣的傾向，就是不論走到哪裡，都希望自己是全場的焦點。

我　對對對，就是這樣！

醫生　這種情況通常分兩種類型，一種是為了更凸顯自己的魅力而故意穿裸露衣物或勤練肌肉，另一種則是認為自己如果無法成為全場焦點就會被其他人討厭，所以一直自責。

我　那我應該是屬於後者。

醫生 對，但是妳已經認知到自己有這樣的傾向，表示妳非常關注自己，因為一般人不太會察覺自己有這樣的問題。

我 我是對這方面有很深的認知，也因為這樣，別人無心的一句話在我耳裡聽起來也會猶如晴天霹靂。舉例來說，我參加寫作社時摘下了隱形眼鏡，改戴眼鏡去上課，結果大家的反應出乎意料的好，一名朋友甚至說：「哇，妳戴眼鏡好可愛，以後乾脆都戴眼鏡來吧！」於是我心想：「所以意思是我戴隱形眼鏡的時候看起來很老土嘍？」

醫生 是嗎？可以這樣解讀嗎？

我 我是不是又很極端？總之，我當時聽到這句話感覺不是很好。後來還有和大家一起拍大合照，結果有個女生對我說：「妳真的很不上鏡吔。」而且還對其他男生說：「你們不覺得她真的很不上相嗎？」結果那些男生回答：「不會啊，看起來沒差吔。」其中有一名男生甚至認為照片比本人好看，害我心情很差。

醫生 所以妳覺得自己的確不上相嗎？

我　對，因為那張照片上的我真的被拍得很奇怪……，自此之後我就心想：「我果然是個醜八怪。」

醫生　這樣就成了醜八怪？

我　我是這麼認為的，因為我很極端，唉，真的好想死。

醫生　但是妳都會把極端的那一面隱藏起來，是嗎？

我　隱藏嗎？

醫生　妳可能因為太了解自己，所以會更想要隱藏那些部分。

我　大家都說我性格直爽，但是我有仔細想過，「我真的是性格直爽的人嗎？」後來我發現，原來有些部分我選擇隱藏，並沒有說出來，也就是關於外表這方面的問題，所以我今天想要向您坦承，因為過去我一直都選擇了隱瞞、不承認。

醫生　要承認這種事情的確不容易，我之所以會說妳隱藏，是因為妳還記得第一次來接受心理諮商時填寫的五百道題目嗎？那是為了檢視妳的性格傾向而進行的心理測驗，但是根據測驗結果顯示，妳是完全沒有這種傾向的，所以完全出乎預期。

我 什麼預期呢？

醫生 對外表的強迫症，以及執著於他人評價的性格傾向。根據當時的檢查結果是沒有顯示這些傾向的，從妳平時的回答裡也都沒有感覺到。

我 所以我應該是隱藏得很完美嘍？

醫生 對（哈哈哈）。有時候妳會擔心其他人認為妳不好看，但如果按照妳的思考方式表達，不好看就會等於是醜八怪。

我 對，如果對我不感興趣，我就會直接視自己為不具魅力的人。

醫生 妳不覺得這種想法好像一直在反覆上演，一直有相同感受嗎？

我 什麼想法？

醫生 持續不斷的二分法思維。

我 喔～就是思想很極端，對吧？

醫生 我想，任誰都會想要當主角，當然，有些人可能天生就想當配角，但是妳現在的思維感覺像是只有主角和臨演之分，一旦自己沒有備受關注……

我 就會變成路人甲乙？

醫生 對，然後覺得自己會被人遺忘，沒有人發覺妳的存在。

我 噢，看來真的很極端。我為什麼會這樣呢？（感覺自己就像鋼琴譜上的反覆記號，每次都會問醫生同樣的問題，然後聽完回答又忘記。）

醫生 這個嘛……，很難用一句話來說明，可能因為妳看待自己的視角非常狹隘、屬於自我貶低型，妳沒辦法用更多元、寬廣的角度看自己，所以會想說乾脆用二擇一的方式，讓自己心裡還好過一些。

我 雖然不太能理解，但我決定以後要坦率一點。今天的治療紀錄也會如實寫下來，其實如果男朋友的朋友們覺得我長得不怎麼樣，我會擔心男友會不會哪天也覺得我根本不是什麼美若天仙的正妹。

醫生 妳有對男友施了什麼魔法嗎？

我 沒有，但戀愛初期不是都會情人眼裡出西施嗎？

醫生 那妳自己呢？

我 我自己也是啊。對吼！這種事情其實不會受他人影響。

醫生 那妳有聽說過「表演型人格障礙」嗎？（誇張的情感表現，一直想要受到周遭人士的關注。）

我 我有這種障礙嗎？

醫生 不是啦，是有一點這種傾向，但也不完全符合。我只是覺得妳會害怕自己被人比下去，就算被人比下去，妳也可以自己找一個臺階或兩個臺階下，但妳總是把這種事情視為有人在下面扯你後腿，叫妳下來的那種感覺，彷彿有一股比實際情況更嚴重的恐懼感一直在誘發妳內心的不安，算是一種強迫症。

我 我其實很會自我客觀化，我知道自己長得不算醜，但也不到美女的程度，我知道自己就只是長得像鄰家女孩，所以更討厭自己。

醫生 明星不是都很喜歡這樣說嗎？

我 誰？

醫生 像張東健那種大帥哥都會說：「我長得很普通。」

我　對，真是瘋了。

醫生　可是他自己很可能會這麼認為，就像妳現在說的話一樣，如果有人覺得妳其實長得很漂亮，那麼妳現在說的這番話，聽起來就會很像在吹噓。

我　我不想這樣，該怎麼做才好呢？

醫生　強迫自己會有用嗎？

我　我曾經還試過故意不打扮就出門，什麼妝也不化，穿著一身寬垮的衣服，只為了擺脫其他人評價我外表的視線，這樣會讓我比較不受傷，心裡也自在一些。

醫生　這番嘗試有得到別人的認可嗎？

我　好像也沒有。

醫生　當時沒有人說妳漂亮嗎？

我　啊，好像有人說過。

醫生　那還要鑽牛角尖到什麼地步才肯罷休呢？

我　是啊。我之前有一陣子喜歡女生勝過於男生，當時我反而有擺脫掉以男性為主的視線，因為自己喜歡女生，所以沒必要討好男生，就算不受男生喜歡也無所謂，當時心態上是滿舒適自在的。

醫生 就好比妳會認為自己「不到醜八怪的程度，但也不是什麼大美女」一樣，只要把自己想成「我不屬於這裡，也不屬於那裡，從分布圖來看，自己應該是屬於中上」，不就好了？

我 什麼意思？

醫生 妳可以想成「我大概屬於這種等級，每個人的審美標準都不盡相同，所以在他們眼裡我可能位在這裡，也可能位在那裡」，這樣不是很好嗎？

我 醫生，我經常做這種練習，因為我很了解自己，但是像昨天面對突如其來的瞬間，在沒有心理準備的狀態下遇見男友的朋友，就會瞬間忘記這種想法。

醫生 妳會感到有負擔是理所當然的事情，假如換成是我一直對朋友炫耀我的男友，他一定也會覺得很有包袱。但是妳的問題在於，一直想要滿足大家對妳的期待……

我　(抓住頭髮)唉，到底有什麼好期待的，到底有誰會對我有所期待，真是太荒謬了。

醫生　我認為這不是什麼須要擺脫的問題，而是要懂得樂在其中，也就是按照自己每天的心情來決定，想要打扮得漂亮一點時就好好打扮自己，不是很想要打扮時就用「隨你們怎麼評價我都無所謂」的心態出門。

我　那我想要受人矚目、受人關心的問題該如何是好？

醫生　我覺得妳應該是對於受人矚目、受人關心感到害怕，實際性格應該並不希望備受關注，如果妳真有這種傾向，就應該像剛才我所說的，喜歡穿著暴露或者刺一些華麗的刺青等，透過實際行動展現。

我　但我沒有這些實際行動，對吧？

醫生　對，妳只是害怕被人比下去，而且其實不用覺得「我不能讓大家發現我有這樣的一面，必須當作祕密」，妳太負面看待這件事情。我們不會每天都穿得光鮮亮麗出門，有時候會穿很邋遢去對面超市買個東西，有時候則會想要精心打扮，每天的情況都不一樣，所以真的不用想太多，一直煩惱著「其他人會怎麼看我？」、「為什麼我會有這樣的想法？」有時候妳可能會感到失望，認為對方是不是對我沒興趣？怎麼變了？但那也並不代表對方討厭妳，或者因為妳長得醜。

我 我看我是用極端思維活太久了，所以老是會忘記。您上次不是有建議我，叫我換個方向思考，試著創造中間值的世界，所以像這種情況，我是不是也應該嘗試往中間思考？

醫生 是啊，有很多種方向可以思考，每個人的眼光也都不同。

我 我很喜歡跟我長得正好相反的臉蛋，雖然我不曉得那是我個人偏好，還是從男人的視角去評斷。

醫生 應該是因為自己沒有那一面的關係吧。

我 我很想要愛自己的長相，但是因為我喜歡的是截然不同的長相，所以我不可能認為現在的自己是漂亮的。有時候我也有暗自想過「我長得滿美的嘛！」但是每當聽到有人誇讚我的外表時，大多時候都會無法認同。

醫生 就像妳說的，那些人可能都是美女，妳不喜歡的那些長相也很可能都是美女。

我 這也滿極端的。

醫生 只要說那種長相是妳的菜不就好了。不過光是願意說出這件事，就已經是鼓足了勇氣，妳現在應該也感到心裡舒坦許多吧？

我 我現在覺得內心很舒暢。

醫生 其實恐懼感是只有妳自己知道某件事情時才會加劇。與其自己一個人承受痛苦，不如像現在這樣對某個人傾訴，說不定會讓妳更舒服。如果不想見男友的朋友，大可不見。

我 我很害怕見到面以後聽到他們對我的評價，也很不想聽到他們說我不漂亮。

醫生 其實讓他們失望一次，下次見面是不是就可以更自在一些了呢？

我 也對。

醫生 因為要是他們說：「哇！好美喔！」那從此以後不就要一直都打扮得漂漂亮亮給他們看？

我　嗯……也是。所以通常經歷過這種痛苦的女生會乾脆選擇整形嗎？

醫生　對，羅患表演型人格障礙的人當中，有些人是患有身體型疾患的，一直認為自己有問題。舉例來說，他們會覺得鏡子裡的自己是有缺陷的。

我　我好像也有一點這種症狀！

醫生　哈哈，那是因為妳現在聽我這麼說，才會這麼認為，算是一種妄想吧。

我　唉，真希望自己不要變成那樣。

矛盾的我

「其實恐懼感是只有妳自己知道某件事情時才會加劇。與其自己一個人承受痛苦，不如像現在這樣對某個人傾訴，說不定會更舒服。」

不論是體態豐腴，還是長相不佳，我都想要認可自己、愛自己，但是這個社會只會用外表或身材來區分優劣，爸爸和姊姊也會因為我瘦身有成而對我讚譽有加，明明那樣的身材看起來一點也不健康、心情也很差，但另一方面，又會對身材苗條的自己產生自信。

雖然我有認真思考過，「是不是因為瘦下來會變健康，所以大家才會如此正面看待這件事？」但是怎麼想都覺得是因為如果體形豐腴的話，心裡會變得畏畏縮縮，不能盡情穿自己想穿的衣服，並且認為自己是醜女，所以才會那麼執著於身上的脂肪。社會在我身材上投射太多眼光，我一直很想擺脫那樣的視線，卻遲遲擺脫不了。我不想要變胖，但也不曉得究竟為什麼要承受著這種自卑，讓自己努力迎合社會的標準。明明是那些歧視人的人有問題，大部分人（包括我自己）卻也自相矛盾、納悶不解。我好討厭被困在這種框架裡的自己，也好討厭遇見比我優秀的人就膽怯、比我自卑的人就充滿自信的自己。

為什麼喜歡我？如果是這樣也喜歡嗎？

我曾經做過一份網路版的自尊感心理測驗，結果得出負二十二分。我一直都知道自己是自尊感低的人，有一陣子還因為覺得有比幾年前做的心理檢查結果好轉許多，而四處向朋友和家人語帶玩笑地宣傳。但其實我的內心感受並不是很好，因為大部分問題都是我一直以來的困擾——新局面、別人眼裡的我、對別人展現的敵意等，感覺那些問題都已經在我內心深處扎根，再也無法改變。所以我感到錯愕，也突然悲從中來，對於我來說，要如何從陌生人身上獲得溫暖與心安，是一件無從想像的事情，也不曉得該如何不去責備自己的失誤、弱點和缺點。

醫生　最近好嗎？有見過男友的朋友了嗎？

我　沒有，我男友看完我寫的外表強迫症文章以後感到很訝異，他說他真的沒有察覺，叫我不用勉強見他的朋友，但是被他知道這件事情以後，一方面覺得終於可以鬆口氣，一方面又感到有些羞愧。

醫生　當然嘍，這畢竟是妳隱藏了幾十年的情感，如今卻這樣開誠布公，自然會感到羞愧，就當作是一段過渡期吧。

我　我一直以為自己是爽朗的性格，沒想到原來也有很多部分都被我隱忍了下來。比方說，男友在我面前發出聲音閱讀那篇對外表有強迫症的文章，就令我感到十分丟臉，也很討厭他這麼做，可是我卻告訴自己：「不，不要感到討厭，要試著接受。」但當下第一反應明明是「啊，好討厭他念出聲音來。」所以我有嘗試按照我最初的想法，告訴他：「我希望你不要念出聲音。」最近我有一直嘗試按照原本的感覺如實傳達給對方，不讓自己陷入二次自我檢視。

醫生　但久而久之，也很可能會演變成不小心脫口而出衝動的話。

我　對吼。我現在有努力試著改掉極端思考的習慣，公司裡有一名女同事跟我很要好，我們會彼此分享心事，但是有一天，我工作好忙，內心根本沒有餘裕聽她抱怨，她卻一直在向我訴苦，我當時覺得好累、很有壓力，如果按照我原本的思考方式，會直接聯想到「她到底是多麼瞧不起我，覺得我好欺負，竟然可以這麼白目地說個沒完，我又不是她的情緒垃圾桶！」然後再暗自自責：「看來我就是個好欺負、愚蠢的人。」但是這次我是這麼想的，「她應該是把我當朋友，覺得跟我說這些事情很放心，所以才會找我訴苦，絕對不是因為看我好欺負。」

醫生 嗯，妳要是能再往其他方向想會更好。

我 怎麼想？

醫生 就是往可以提升自尊感的方向思考。如果是我面臨同樣情形，應該會想成是「果然只有我能聽她抱怨這些事」，反正這些話也只是在心裡說而已，不用擔心被人聽見。

我 您是鼓勵我把自己想得如此偉大？

醫生 我只是希望妳可以多享受一些思維上的自由。

我　只對我自己這樣，對吧？對了，說到自尊感，我其實經常心想：「又是那討人厭的自尊感！」因為會經常看見有人說「高自尊感會怎樣，低自尊感又會怎樣」之類的文章，但是我看書上經常出現「要先愛自己，才能愛別人，也才會被人愛。要是連自己都瞧不起自己，別人也會瞧不起你。」我一點也不認同這樣的說法，因為我有很長一段時間很討厭自己，但是一直都有人愛我，而且明明我不愛自己，我卻還是很愛別人，這應該和自尊感沒有任何關係才對啊！

醫生　那些話的意思應該是指，可能會用比較扭曲的觀點看待愛情吧。

我　如果不先愛自己的話嗎？

醫生　對啊，因為如果不先愛自己，就會心生懷疑，比方說，當妳不認為自己漂亮時，聽見別人誇讚妳長得漂亮，妳就會先產生「這人為什麼要這麼說？難道別有居心？」這樣的念頭；反之，如果妳是對自己的外表很滿意的人，聽見別人的稱讚就會比較能欣然接受。妳不應該只因為「還是有人愛我」，就覺得和自尊感無關，重點在於妳是如何接受別人對妳的愛。

我 喔~原來這才是重點。如果自尊感高，就會往更正面、健康的角度去看事情，是這樣嗎？

醫生 對。打個比方，假如有個人喜歡我，那麼「我也滿喜歡自己這一點的，要不要試試對他敞開心房？」以及「他怎麼會喜歡我這種人？實在太奇怪了。」兩種反應是有差的。

我 嗯……真的吔。

醫生 隨著妳的自尊感高低，妳會領略到不同程度的真心，其實提升自尊感沒有什麼特別的方法，就像妳現在告訴我的，如果是原本的妳會怎麼想，但是現在已經試著努力往其他方向去思考，光是有認知到自己在這件事情上所做的改變，就已經是提升自尊感的開始，畢竟有認知和沒認知是截然不同的。

我 我本來不曉得自己這麼極端，就算其他人說我極端，我也會覺得那是因為他們不了解我。

醫生 會這樣想的人最終只有兩種，有句話不是說「兩極是相通的」嗎？假如要在過度貶低自己的人和過度抬舉自己的人之間找到中間值，那麼，前者應該會比後者更容易改善吧？

我 後者會更不容易改變嗎？

醫生 因為後者感受不到須要接受治療的必要性，再加上要減低自己的自信與快樂才能回到中間值，所以自然會難以接受別人的建言。有些人甚至是為了證明自己的確不錯、尋求專家認可而前來找我諮商，因為他們認為自己太優秀而遭人妒忌。

我 我看那種人應該很難治癒，因為會把所有人都當成是在嫉妒自己。

醫生 為了克服低自尊感，有些人會下意識地創造出一個全新的自我，把自己討厭的一面隱藏起來，只顯現出正好相反的一面。看似自尊心很強，但其實很容易心裡受傷。

我 原來。

醫生 當這種症狀演變成誇大妄想時，最常出現的症狀就是躁症，這是為了克服極度憂鬱的狀態而產生。如果有個人昨天明明都還好好的，今天卻突然讓妳覺得「這個人瘋了」，那麼絕大部分都是因為對方罹患了躁症。如果說精神分裂是緩慢進行，那麼躁症就是屬於突然出現的類型。要是變得更極端，就會說自己是耶穌、活佛轉世。假如有人要害他，就會選擇隱身躲藏。

我 了解，就變成是真的瘋了（但我不曉得為什麼會突然聊到躁症）。

醫生 不過躁症的持續時間不長，所以回過神來時會感到更加痛苦。

我 難道是因為太討厭面對現實而選擇用這種方式逃避嗎？

醫生 對。比方說，認真參加星期的教徒，某天突然成了耶穌，認為自己可以救贖眾生。

我 喔！我其實有個煩惱（我直接轉移了話題，看來是對上面的話題不感興趣）。

醫生 什麼煩惱？

我 我想要減少喝酒的頻率，我有異位性皮膚炎，所以如果喝多了皮膚會起疹子，昨天因為喝太多，今天早上起床一看我的皮膚狀態又不是很好，現在一直很懊悔。

醫生 妳是什麼時候開始想要減少酒量的呢？

我 我一直都很想，但是每天晚上回到家，就會習慣性地喝酒，彷彿是一天的固定行程一樣。

醫生 妳覺得喝酒對妳有什麼幫助？

我 我很享受微醺迷濛的狀態。

醫生 那樣會使妳心裡舒服一些嗎？

我 對，心裡很舒服，寫作也會變得行雲流水。

醫生 所以也可以當作是妳寫作的一種工具嘍？

我 它只占一小部分啦（其實也有過為了寫作而喝酒的經驗，但真的只是特例，大部分都是單純想喝酒）。

醫生 可是妳應該不會為了寫作而喝到爛醉吧？

我 對，喝醉的話什麼事情都做不了，更別說寫作了。我一喝酒通常會控制不了自己，乾脆喝到完全斷片為止。

醫生 獨自喝酒的時候也這樣嗎？

我 偶爾，尤其和無酒不歡的朋友一起喝酒時，我會更難控制自己。

醫生 那看來不要和那種朋友見面就能解決了。

我 是啊。有人會為了戒酒而來找您嗎？

醫生 有啊。

我 通常都會讓他們做哪些嘗試呢？

醫生 如果是高度依賴酒精的人，比方說，一天不喝酒就會感到渾身不對勁，那種人我就會建議他直接住院；如果不到那麼嚴重的程度，我會開一些減緩衝動喝酒的藥給患者。

我 我也想要吃吃看那種藥。

醫生 如果妳喝酒的理由是為了讓自己感到心裡舒服一些，那隔天醒來以後是不是會出現戒斷症狀呢？我有時候也會開一些藥來抑制這種戒斷症狀產生，讓患者感受到類似於醉酒般的安定感。

我　所以我還不到吃藥的程度嗎？我自己是覺得酒很好喝。

醫生　對，反正妳也沒有到想要完全戒酒，不是嗎？

我　嗯，我很喜歡喝酒。

醫生　妳應該只是想要喝得適量就好，對吧？

我　對，因為喝酒也會變胖。我想要平日不喝酒，只有週末喝，但一直沒有動力去實踐。

醫生　因為真正需要喝酒和習慣性喝酒是兩回事，妳可能需要靠意志力才有辦法改善，要是真的怎麼試都不成功，接受藥物的輔助也無妨。或者乾脆減少和酒友見面的機會也可以。

我　好……。

人生

「可能會用比較扭曲的觀點看待愛情吧。妳不應該只因為『還是有人愛我』，就覺得和自尊感無關，重點在於妳是如何接受別人對妳的愛。」

我在嘗試準確認知二分法世界，並且努力讓自己往其他方向思考。雖然面對我所擔心害怕的情侶關係主要還是以極端思維思考，但是我相信會愈來愈有所改善的。

酒還是一如往常地喝，但因為外婆八十大壽和表哥結婚，導致連續兩週都沒接受心理諮商。雖然不確定是不是因為沒有看醫生的關係，總之我開始出現頭痛、沒來由地哭泣等症狀，心裡感到非常不安，也很痛苦。

可能是因為看到李英學事件*等各種社會問題，太久沒接觸這類新聞的關係，導致身心有些疲弱、敏感，甚至想要對街上邊走邊吞雲吐霧的大叔飆罵，短短三十分鐘內就看見七名吸菸者，而且都是大叔，真的好討厭、討厭死了、討厭至極。

*韓國家喻戶曉的刑事案件。李英學自幼罹患罕見疾病「巨大牙骨質瘤症」，被韓國人稱為「臼齒爸爸」。二〇一七年竟拐少女回家洩慾並殺害棄屍。

我覺得自己好醜

醫生 最近覺得怎麼樣？

我 還不錯，只是有發生一件讓我心裡有點不是滋味的事情。原本公司的Instagram帳號是由我來經營，但是突然改由其他單位接手管理，然後我看到新刊登的照片，覺得新任經營者比我還要擅長做這件事，感覺就算沒有我，這家公司還是會照常運作，也覺得我的位置好像可有可無，所以有點沮喪，我好像很害怕與人競爭。

醫生 這算是一種競爭嗎？

我 難道不是嗎？

醫生 妳是覺得自己好像快要被社會淘汰嗎？

我 對，我害怕失去這份工作。

醫生 那是妳自己的觀點，就如同別人碗裡的東西看起來特別好吃一樣，妳會不會把自己擅長的技能太視為理所當然了呢？也就是不認可自己的能力。

我 對，我每天都只會反省自己，不會認可自己。每次看書閱讀的時候，只要發現自己欠缺、無知的部分，就會感到自責、難過。

醫生 都沒有哪些部分是有被妳認可的嗎？

我 （思考了一會兒）

醫生 或者有沒有哪些部分是不會令妳感到自責？

我 用金錢來分優劣這件事不會讓我感到自責，還有之前看過一本書，是一名母親寫的，她在講述自己的女兒是同性戀的事情，對她來說，這件事情宛如晴天霹靂，非同小可，她認為女兒是不正常的，有些人可能會對這位母親感同身受，我卻不認為她女兒是不正常的，所以對這件事情也不會有任何罪惡感，可以欣然接受。

醫生 看來妳是用溫暖的眼神看待社會上的弱勢族群。會不會是因為妳把自己也想成是弱勢族群中的一分子呢？

我　我覺得我並沒有什麼溫暖眼神……

醫生　妳會當成是自己的立場來看待吧？

我　我只是把自己當成是社會中的少數者。

醫生　嗯，但是我覺得妳一直把自己歸類在某個框架裡，一旦脫離那個框架，就會有很強烈的認知覺得自己不正常。

我　對。而且我吃的藥好像一直都有副作用。

醫生　怎麼說？

我　像昨天晚上我吃完藥以後睡著，結果凌晨的時候醒來，感覺心跳一直跳好快，心情也很焦慮（眼淚潰堤），然後也有像現在這樣突然噴淚。對了，我的心理檢查結果不是有出現「偽惡」（會把自己想得比實際情況更糟）嗎？於是我開始變得會自責「妳根本就沒那麼痛苦，少在那裡無病呻吟。」但是我又對此感到有冤難伸，所以會想要證明自己的狀態其實很糟。後來我吃了安眠藥和常備藥，倒頭就睡了。

醫生 其實偽惡的概念並不是妳想的那樣，如果以工作為例，像妳就會覺得「公司根本不需要我」，但其實妳是公司裡不可或缺的人也不一定，諸如此類的思考模式才屬於偽惡。假如你一直沉浸在痛苦的情緒裡，最後妳的精神也會被情緒所支配。

我 不曉得要花多久時間才會好，我覺得好難，成功轉念時我會很開心，但是因為長期以來都很習慣自責，所以要轉念並不容易。

醫生 我希望妳可以去嘗試做一些自己**從未做過**的事，感覺目前妳用的逃離憂鬱或空虛的方法不是很有效，妳可以試試看用更激烈的方式。

我 自我突破嗎？

醫生 對，你認為這樣做會迎來哪一種最糟的結果呢？

我 辭職吧。

醫生 原來如此。

我 對了，相較於夏天時的體重，我竟然整整胖了五公斤。

醫生 是嗎？看不出來呢，有什麼特殊原因嗎？

我　就只是單純因為吃太多美食、喝太多酒。

醫生　妳之前不是也很常喝酒嗎？

我　對，所以如果有人看我，我就會覺得一定是因為自己變胖的關係，他們一定是認為我很肥。

醫生　那妳自己照鏡子也會覺得胖嗎？

我　會，我真的好胖。我希望自己就算變胖也可以幸福，但是一直做不到。

醫生　如果是目前的狀態再持續變胖，也會幸福嗎？

我　其他人應該會嘲笑我、對我評價很低。

醫生　所以妳希望自己就算變成一頭豬，也要過得幸福，但其實大家不會對胖子有所歧視啊。

我　不，大家都會歧視胖子。

醫生　認為沒有做好自我管理嗎？

我　光從外表看上去就不漂亮，所以不論男生還是女生，只要胖就不會受人歡迎。

醫生　我猜說不定和妳吃的藥有關，雖然那些藥吃了不會變胖，但會促進食欲。

我　您有打算將來某天讓我停藥嗎？

醫生　這要看情況，還有妳的意願最重要。

我　如果不吃藥會很痛苦，我還是比較喜歡吃藥，讓自己不那麼憂鬱，但感覺是用服藥後的副作用換來的。

醫生　副作用都是須要再做調整的部分。

我　那麻煩您幫我調整一下吧。

醫生　當然，總不能讓妳感到不舒服。只不過，妳現在不是覺得日子過得很痛苦嗎？甚至覺得已經跌落谷底，所以我希望妳可以這樣想：「幸好還有這些藥能幫助我改善憂鬱。」

我　好。想請問為什麼我會突然出現頭痛症狀呢？

醫生　可能是因為吃藥所導致。

我　對了，我最近看了一本書，書名叫做《侮蔑感》（韓國社會觀察新書），閱讀後的心得是，我真的非常容易感受到侮蔑感，也很常讓別人感受到這種感覺。之前有一次我去住民宿，第一天同住一間房的室友人很好，但是第二天的室友就很糟，感覺一直把我當下人使喚，害我心情超差，透過那本書我發現，因為我的自尊感低，所以很容易負面看待對方的態度，也許當初那位室友只是單純因為疲累，並非有惡意，我卻認為她是看我好欺負。我對於自己認知到這項事實感到別具意義。

醫生 我希望你不要把問題原因都歸咎於自己，純粹覺得那位室友好討人厭也無所謂。最近和姊姊的關係還好嗎？

我 噢，最近姊姊變得不一樣了，以前她總是用上對下的方式對待我，現在居然會把我當成是對等的獨立個體了。姊姊竟然會拜託我買漂亮洋裝給她，還會向我諮詢事情。

醫生 妳對於這樣的姊姊有什麼感覺？

我 以前我總是會把大部分的問題原因歸咎於她，然後自己氣到大哭，但是最近不太會這樣。

醫生 我覺得妳也有一點藉由貶低自我來抬高他人的傾向，比方說拿自己和公司同事作比較，然後只看自己欠缺的部分，等於是稱讚別人的同時又責怪自己。

我 但我有雙重人格，所以其實內心是鄙視、排斥那些人的。

醫生 嗯，不過這也無所謂，不必太限制自己不可以有這樣的念頭。

自由死

於是我開始自責：「妳根本就沒那麼痛苦，少在那裡無病呻吟。」但是我又對此感到有冤難伸，所以會想要證明自己的狀態其實很糟。

在洪勝希作家的網路專欄「自殺日記」裡，有一篇是關於「自由死」的文章，讀完以後令我印象最深刻的是，就如同把「閉經」（停經的韓文）一詞更名為「完經」一樣，感覺作者也是把「自殺」一詞更名成「自由死」來述說，這讓我意識到原來有許多單字都帶有負面意義、語感和印象，諸如墮胎、閉經、自殺等。

決定自己的死亡或許是一種選擇，而非放棄生命，當然，被遺留在這世上的家人一定會承受難以言喻的傷痛，但是假如活著比死亡還要痛苦，我們也只能尊重對方選擇了結自己生命的自由。我認為我們缺乏哀悼，也缺乏對死者的尊重，那些把選擇自由死的人當成是罪人、魯蛇、放棄或失敗的人，難道真心認為堅持活到生命終點才是人生勝利組？人生又何來勝負之分？

我決定辭掉工作，反正人生本來就有潮起潮落、時好時壞，所以只能試著堅持下去。

跌入谷底

無力感指數好高，不想工作，吃午餐時雖然沒有刻意讓自己成為焦點，但是一直跟大家對不上頻率，所以有點鬱鬱寡歡。大家都說我朋友長得漂亮，害我感到有點嫉妒，所以也莫名覺得朋友好討厭，真是無藥可救。

我真的是溫暖的人嗎？我從來都不覺得自己是好人，我只希望自己的感受性和大驚小怪不要害他人感到丟臉為難就好。

醫生　這幾天過得好嗎？

我　不太好。

醫生　發生了什麼事呢？

我　我又開始感到憂鬱和無力了，而且因為一直提不起勁，所以沒辦法好好工作。上星期我有提離職了，組長問我離職原因是什麼，我說是因為精神和身體問題，也有告訴她我目前正在醫院接受治療，然後她有對我目前的狀態表示理解，也提醒我要是停止工作很可能會加重內心不安。最後她是建議我下星期都先請假休息，等十一月再重新開始用更自由的方式工作，如果情況還是不見好轉，到時候再來談是否要離職的問題。

醫生 那妳還好嗎？

我 我當場忍不住哭了出來，因為實在太感謝組長。我在這間公司任職四年左右，幾乎從未請過假，我本來很擔心自己即將脫離那份上班的安全感，諸如：規律的生活、工作內容、收入等，沒想到組長願意幫我暫緩離職事宜，讓我安心不少。但我知道這不是什麼長遠之計，因為只要一進公司，還是會回到一樣的狀態，認為上班時間很無聊，每天都在咬牙苦撐。我不曉得為什麼會變成這樣，這種狀態已經超過兩個月了。對了，明天我會一個人去慶州旅行。

醫生 下班後的狀態呢？還好嗎？

我 沒什麼活力，從公司走回家的那段路是我唯一會感到快樂的時光，在家裡則是持續呈現無力狀態。每當腦海浮現「要不要做點什麼事？」的念頭時，馬上就會心想：「算了，什麼都不想做。」

醫生 那最終妳會做什麼事呢？

我 只會暴飲暴食，自己一個人吃超多零食、巧克力，然後也喝很多酒，再崩潰大哭。儘管如此，我還是會擔心身材變胖的問題，所以壓力更大，我的一切都變得亂七八糟。

醫生 那和男朋友的關係還好嗎？

我 只有和他的關係不錯，和他在一起也是唯一會令我感到心神安定的事情，他幾乎都會接納我的情緒、盡量陪伴我，所以我也很依賴他。

醫生 等妳習慣了以後會不會又感到厭煩呢？

我 至少目前還覺得不錯，以後就不知道了。

醫生 還有發生什麼事嗎？

我 我之前不是說我在公司負責經營社群網站嗎？原本那些上傳的內容都是

我在企畫，但是因為時間有限，沒辦法全部由我一個人執行，所以開始改由企畫組和行銷組一起進行，一開始合作的時候都還好，但是到後來隨著工作流程愈趨穩定，我變成只是單純幫忙上傳至社群平臺的人員，明明只要自己再抓回工作主導權就可以的，我卻一點意志都沒有，感覺自己在公司愈來愈沒地位。

醫生 以前由妳主導這件事情時，有做出亮眼成績嗎？

我 有，當時覺得很有趣，成果也不錯。組長雖然有建議我以後不妨試試看企畫書籍、做點有趣的事，我內心也對他充滿感謝，卻還是會不免心想：「我到底在這裡幹麼？」害我覺得很煎熬。

醫生 妳有想過辭職後要做什麼事嗎？

我 我正在籌備一本書，應該會先把這件事情搞定，之後也打算準備自己的事業。總之，我會先領到一筆退職金，我可以先用那筆錢來過日子，然後去找打工機會。要是事業沒有成功，應該會直接轉換跑道。

醫生 那妳對於準備出書的事情是有動力的嗎？

我 有，已經有一些進度了，最晚應該也會在明年春天寫完書稿。

醫生 我想也許妳的確像組長說的，只是對工作出現職業倦怠，因為其他事情似乎並不會使你感到無力。透過這次去慶州的小旅行，讓自己充個電也好。

我 不知道能否充電成功，中秋節連假我也有充分休息，但是因為老是提不起勁，感覺快要發瘋。我最近很易怒，精神狀態也變得很差。

醫生 可能也因為現在正值容易多愁善感的季節，就算不受季節影響，也需要好好休息。休息的方式很重要，旅行時可以盡量多晒太陽、走走路。

我 好的，真希望可以擺脫這份無聊感。

醫生 為什麼妳會選擇一個人去旅行呢？

我 因為要是和別人一起旅行，就須要配合對方的喜好，自己一個人則可以完全按照自己的意思行動。

醫生 很好的決定，這是妳現在最需要的事情，擁有一段徹底屬於自己的時間。為什麼會選擇慶州呢？

我　因為我不知道該去哪裡，也意志消沉，當時有個朋友傳了一些去慶州旅行的照片給我，我看那裡的房子都蓋得不高，環境也很清幽，所以很喜歡，想要實地走訪看看。

醫生　其實在全然陌生的環境裡感受一下孤獨也不錯。或許妳只是還沒有跌到谷底，就好比我們不慎落水，只要腳能踩到水裡的地面，就會感到比較安心一樣，至少能踩著地板浮出水面，但是如果不曉得水有多深，腳也一直踩不到地，恐懼感就一定可想而知。所以不如讓自己乾脆跌落谷底。

我　什麼意思？

醫生　也就是去感受比現在更大的挫折感和孤單感。我會把開給妳的藥做一點微調，抗憂鬱劑的劑量會減少，讓妳可以更明顯感受到跌落谷底的感覺，然後也會開一點情緒調節劑給妳。最近專注力好嗎？

我　有時候可以非常專注，有時又無法聚精會神，反覆不定。

醫生　那最近會很常哭嗎？

我　上星期一來拿藥時就有哭很慘，昨天也有哭，一個星期大概哭了三次。

醫生　妳目前的症狀看起來和典型的憂鬱症不太一樣，其實有些成人也會有注意力不足過動症（ADHD），出現空虛感、無聊感、專注力下滑等症狀，我會把這方面的可能性也納入用藥考量。

我　（覺得完全被說中）好的，沒問題。

醫生　總之，祝妳旅途愉快。下次回診時，我希望可以和妳聊聊家人，一些關於姊姊或母親的故事。

我　好的，回來再聊。

尾聲

沒關係，沒有陰影的人本來就無法理解陽光

我有到手後的東西就會覺得不再有價值的傾向，不論是達成了某件困難的事情，還是穿上一件漂亮的衣服，只要我辦到或者穿到，馬上就會覺得不再珍貴或討喜。問題在於這樣的心態同樣會套用在人身上，當對方表現出愈愛我的樣子時，我就會愈覺得對方好無聊，不，應該說不再覺得對方有魅力。

果然問題還是出在自尊感，醫生說是因為我太貶低自己，所以才會一直想要透過別人的眼光來獲得滿足，但那終究不是我對自己的滿足，自然會遇見瓶頸，而且很容易感到厭倦，然後又繼續尋找其他人的認同，最後，「某人喜歡我」這件事情本身就變得無法再滿足我。我喜歡的人要是不喜歡我，我會感到

絕望，假如有個人深愛著我，我也同樣會感到絕望，因為不論如何我都在用別人的眼光看待自己，最終，其實一直都是我在折磨自己。

另外，醫生說我對待伴侶太苛刻，也是出自於我的低自尊感，正因為我不夠愛自己，所以才會無法理解對方為什麼那麼愛我，進而安排許多強度很高的實驗來測試對方的愛。就算我這樣你也愛我？這樣你也愛？儘管對方都願意接納，我也還是難以理解。假如對方真的選擇離我而去，我又會覺得果然不出我所料，沒有人會愛我的一切，然後獨自悲傷、痛苦、自我安慰。

該死的自尊感、自尊感、自尊感，我不想再讓關係失衡，也受夠了不滿足於現在、不停糾結於過去、期待新關係的我，如果又是因為那該死的自尊感作祟，我實在不曉得該往什麼方向前進。現在的我，已經到了分辨不出自己究竟愛不愛對方的境界了，我真的無法再繼續像這樣漫無目的地徘徊，好痛苦，好難受，我沒有把握，也不知道該怎麼辦，一切都好模糊，我已經厭倦了這樣的自己。

醫生對我說：「很抱歉沒能提出明確的方法或解答。」但是他也說：「如果用掉進一口漆黑的井裡來比喻，你一定要自己扶著牆繞一圈才會知道那是一口井，同樣的道理，經歷過多次失敗，一定也會減少重蹈覆轍的問題，那些累積的失敗也會變成妳內在穩固的基石。所以妳現在做得很棒。妳是可以看見硬幣另一面的人，只是妳現在覺得這枚硬幣好沉重罷了。」

你問我想要什麼？我只想要毋庸置疑、輕鬆舒服地去愛與被愛。僅此而已。正因為不知道方法，所以才會感到痛苦萬分。在我寫完最後一次的治療紀錄以後，遲遲寫不出尾聲的內容，思考了好久。也許是因為我一直想要證明自己已經好很多，或者想要寫出一些了不起的結語，甚至認為一本書的結尾本就該收得漂亮精采。

但是寫到這裡，我依舊討厭反覆無常的自己，不停徘徊在憂鬱與幸福之間，也很難從中找到意義。我用這樣的狀態來回進出醫院，轉眼間，也已經是二〇一八年。

仔細觀察其實有很多部分也有所改善，比方說，憂鬱感減輕不少，對人的不安感也降低許多，但是又有其他問題接踵而至。在經歷完一連串深入剖析問題之後發現，終點站仍是「自尊感」，因為我依舊是一個不夠愛自己的人。

於是我想起陽光和陰影其實是一體的事情，就如同幸福與不幸是共同體一樣，人生曲線是充滿流動性的，而且只要我不放棄，就能繼續維持生命、微笑和哭泣。

最終這本書沒有提供任何問題或解答，而是以期許收場。我希望自己可以愛人，也可以被愛；想找到不再讓自己受傷的方法；想過著「喜歡」多過於「討厭」的人生；想累積失敗的教訓，把目光轉往更好的方向；想將情感的波瀾視為人生的節奏，享受其中；想成為即使行走在一片漆黑的道路上，仍能長時間駐足在偶遇的一束光前的那種人。總有一天，我希望自己可以成為那種人。

精神科醫師的話

不完美的我致不完美的妳

猶記作者第一次在我面前按下錄音鍵時的畫面，她當時是基於想要回家複習治療時的談話內容而向我尋求錄音同意。當時我並沒有思考太久，很快就答應了，但也因為知道自己說的每一句話都會被錄進去，所以發言變得更為謹慎、小心翼翼。後來，我收到一份書稿和企畫書，內容主要是把接受心理治療的過程出版成書，當下我有一種全身被扒光站在陽光底下的感覺，也因為不曉得其他人會如何看待我們的諮商內容而遲遲不敢翻閱。直到書籍出版上市以後，我才終於鼓起勇氣閱讀，結果發現自己有許多不足之處，諮商過程中也有些遺憾，我對於自己未能提供作者更多幫助感到愧歉，進而自我反省檢討。

然而，作者的文字充滿生命力，那是在冰冷的就診紀錄中找不到的。當今這個時代，要找到自己想要的資訊並不是什麼困難事，書裡出現的藥物、憂鬱症、焦慮症、輕鬱症等專業術語，也都能在網路上找到相關資料；但我想在網路上應該很難找到有人不惜面對社會各種偏見，從患者的角度去分享自己為了克服種種病症，一路走來尋求醫師協助的心路歷程。

這本書記錄著一名不完美的人，遇見另一名不完美的治療者所展開的對話，身為治療者，雖然看見了許多失誤和遺憾，但是人生本就如此，所以作者、我和各位的人生，或許也才有更美好的可能。誠心推薦給經歷過許多挫折而滿心失落、在焦慮感中咬牙苦撐每一天的人閱讀。希望各位可以藉由這本書，重新傾聽至今被自己所忽略、但發自內心的另一種聲音，因為就算想死，也還是會想吃辣炒年糕，這就是我們的真實心聲。

附錄

憂鬱的良性功能

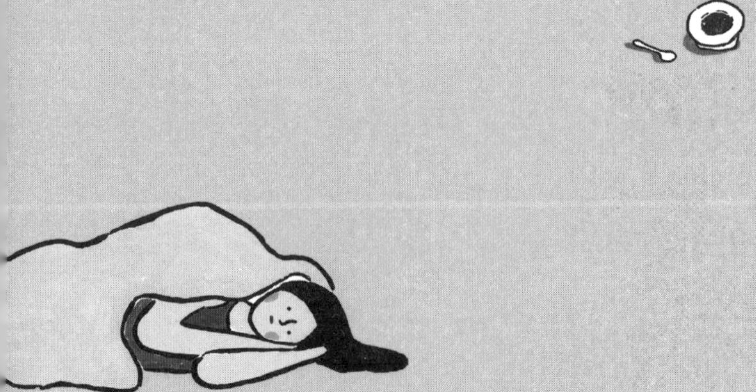

宛如毒藥的一句話──「加油！」

我的母親一直都認為自己是缺乏自信、不夠聰明的人，從她說話的語句中不難發現，每一句話都一定會出現一些批評自己的言語，例如：我是個路癡、我很蠢、我不太能理解其他人說的話、我沒自信、我做不到。

因此，我們家三姊妹也自然遺傳到她這樣的性格，明顯都是內向的人，自尊感也偏低。小時候更嚴重，就是個不折不扣膽小、怕生、內向的孩子。而且母親不論見到誰，都一定會先自曝我們的缺點，「這孩子就是比較沒自信、她因為有異位性皮膚炎……。」

這也是為什麼我們的內心會先萌芽出羞恥感而非自信的原因所在。隨著年齡漸長，我希望自己可以活得坦蕩、有自信，不想再畏畏縮縮。於是我問母親：「媽，我對自己太沒自信。」結果得到的回覆竟是：「為什麼會沒自信？幹麼這樣，要給自己多一點自信啊！」當下我無奈地笑了。原來母親並不希望我們遺傳到她的性格，所以總是對我們的缺點感到憤怒。她希望我們才華洋溢，我們卻沒什麼才華，她希望我們可以勇敢站在別人面前，我們卻膽小如鼠，她把自己未能實現的夢想——當空姐、跳爵士舞等，加諸在我們身上，期待我們幫她一一圓夢。不幸中的大幸是，她沒有太強迫我們一定要照她的意思執行。

不知從何時起，我發現自己會對「加油」、「找回自信」、「不要畏縮」等這些勵志話語感到頭皮發麻。拜我這內向、容易沒自信的性格所賜，每次在學校、職場上都會遇見障礙，不論是分組討論還是上臺報告、開會等，都讓我厭惡至極。我以為這些經驗都會累積出心得，使我愈來愈能夠駕輕就熟，沒想到每一次都會讓我遇見一連串全新挑戰，新的人、新的事、新的主題、新的場所，不論怎麼突破，都像一場沒完沒了的遊戲，永遠沒有終點。

有趣的是，這些話反而比較能對我起到安慰作用：「為什麼要強迫自己故作鎮定？」、「幹麼要裝得一副很有自信？」、「緊張就緊張，沒有關係」、「不需要什麼加油。」

用一個不是自己真正的樣子來偽裝自己，總有一天會露出馬腳，而且我很討厭裝得四不像、裝沒事的自己。還有什麼事情比明明不勇敢卻要裝作一副很勇敢的樣子更顯笨拙的呢（這和努力想要讓自己變勇敢是兩回事）？就如同叫一個沒自信的人假裝很有自信、叫一個根本不畏縮的人假裝畏縮一樣，既荒謬又愚蠢，世上還有什麼事情比叫一個根本提不起勁的人硬著頭皮加油來得更悲慘的？

所以大學時期的我，每次上臺報告都會先發表這段話：「我是個很容易緊張的人，所以報告時會臉紅，高中時甚至被同學取了個綽號叫『紅人』，所以萬一各位發現我在報告時滿臉通紅，還請多多見諒，不要被我的臉嚇到。」然後全班就會哄堂大笑；令人驚訝的是，每次只要像這樣先把醜話講前頭，當天的報告就會異常順利，臉也比較不會漲紅。

每當我陷入低潮時，要是有人在一旁叫我「加油」，我就會恨不得一把抓起對方的衣領，大吵一架。其實這種時候，只要有人默默坐在一旁輕拍我的肩膀，或者一起思考有什麼解決對策，陪我一起難過、生氣即可，有經驗的人也可以說說自己的經驗，然後告訴我其實沒什麼、都會事過境遷的，這樣就夠了。這才是真正的設身處地為我著想，也是真正的安慰、溝通和維繫關係。

今天是和作者開會的日子，這是我企畫的第一本書，過去從未有過這方面的經驗，我必須親自說明企畫內容和方向，具體告訴大家要做成一本什麼樣的書籍。由於這是牽涉到人與人的事情，所以我坐在觀察我一舉一動的科長旁，一點也不打算隱藏自己本來就容易畏縮、缺乏自信的事實，雖然我不會刻意展現出唯唯諾諾的樣子，但也不會假裝充滿自信、抬頭挺胸地發表意見，我只想用自己最真實的面貌來開這場會。每個人的第一次都不可能完美無瑕，也不需要這麼做，最終，我只能這樣安慰自己、撫慰不完美的自己，不斷對自己信心喊話：「沒有關係、不需要特別加油也無所謂。」

「加油」、「沒什麼好害怕的」、「多一點自信」，對於做不到的人來說，有時候這些話簡直就像毒藥，甚至是在傷口上撒鹽，就如同過去十年間所有自我成長類與散文類書籍都改用「安慰」取代「鞭策」一樣，我們不夠完美也沒關係、有點笨拙也無所謂、不用加油也無妨。我今天可能會表現好，也可能表現不好，這些都是人生中的經驗，沒有關係。

須要轉移觀點

每當過度的偏執朝我直撲而來，不滿、悲傷、厭煩、害怕壓抑著我的行為時，我都會告訴自己：「妳須要轉移觀點。」

我似乎已經看清一項事實：單方面勸自己得過且過，或者不斷找自己麻煩，都沒有辦法使自己感到心裡舒適；也領悟到當世上所有動機和嘗試都集中在我身上時，會帶來多大的麻煩和疲憊感。所以試著轉移觀點吧，把觀點從自己轉移至別人身上，從絕望轉移至希望，從舒適轉移至不便，從多數轉移至少數，從有用卻會使我憔悴的事物轉移至無用卻會使我變美麗的事物。

一旦觀點轉移，就能窺見人生角落。觀點會影響你的行為，行為會改變妳的人生。我領悟到一件事：**能使我改變的，只有我看出去的無數件事物**。另外，我也學習到一件事：人生的空缺，是由無數次的領悟填滿。

人生的課題

雖然有無數句至理名言想要深植腦海，卻很難遇見一位真正不錯的人，因為要成為一名不錯的人（我心目中理想的樣子），其變化過程實在太困難，不只本性難改，思想和態度也會因自己而累積、衍生出各種問題，所以一樣難改。就算知道那些句子都是金句良言，但還是很難付諸執行，就算執行了也維持不了三天。文字和行為的性質本就不同，文字容易隱藏，但是下意識做出來的動作卻難以隱藏。

大部分人都沒辦法做到言行合一，不論對自己多麼耳提面命、接觸知識，也無法像修行一樣檢視自己的態度，很快就會打回原形。所以我特別尊敬那些意識到自己面對人生的態度有誤、透過行動證明自我改變的人。

我在想，看著那些頭頭是道的文章會使我內心感到不自在，會不會是基於這種不協調所致，因為我從來沒看過言行、文字如出一轍的人，最糟糕的是，就算真的被我遇見這種人，我也會感到不自在，因為會覺得自己頓時變得好渺小，擔心自己會被那種人瞧不起，或者一眼看穿我根本沒什麼料，也難怪我會對相對單純、比較純真的人更有好感。

我現在處於一種尷尬、不是很好的狀態，我的本性憂鬱又膽小，不太有遠見，也缺乏洞見；擅長的只有反省與自虐，但也僅限於一時，不會變成實際改變，明明頭腦很清楚，卻很難把輕鬆習得的知識內化吸收，雖然我支持女性主義、反對種族歧視，但遇見中國人不免還是會有點不自在，看見不怎麼漂亮的女同志也還是會出現有點彆扭的「身體反應」，我看著這樣的自己，感到既沒用又矛盾。

然而，我心知肚明，就算我討厭這樣的自己、虐待這樣的自己，也不會有任何改變。**我只能接納如此不完美的自己，感受著每次面對自我省察、有新領悟時的那份羞恥感與喜悅，並期許自己可以有一毫米的進步與改變。**

最終，我無法一步跨越到我所羨慕的那些人身邊，也不可能有這種事情發生，唯一能使我變更好的方法，只有慢慢向前邁進——可以保留判斷，但不強求，並且接納自己感受到的無數種判斷和情感。畢竟自責也不會使自己一夕之間變得聰明絕頂。

也許人生就是一連串學習接納的過程，無論是接納還是放下，都不是人生某個特定時期才須要拿出來的態度，而是一輩子都須要練習的課題。我必須先接納生性膽小的自己，才能接納同樣生性膽小卻在努力改進的對方。我對自己施加過度的自我檢視，而這也同樣會套用在對方身上，不停評價對方，用我的標準來束縛對方。

我必須接納每個人都有缺陷的事實，然後先從接納自己開始，不能再對一事無成的自己抱有任何期待。我只期望自己每天都能領略、學習到一些事物。

愛的問題

如今回想，其實我有許多問題都是靠「愛」來做決定，我沒有用理性去分析得失利弊，除了在學校和職場外，其餘都是按照自己當下的心意去做選擇。然而，在我的首要考量——自尊心和金錢背後，總有著夢想和寫作，只可惜這是一個不容易讓人選擇人生第二重要事物的世界。

包括我心愛的人也是，我連他們的眼神、熱情、為愛奮不顧身的勇氣都愛，從來沒有只用一半的情感去愛對方，儘管在戀愛關係裡我是屬於比較被動的角色，但仍用盡了全力去愛在當下，這或許也是為什麼我比較不能夠按部就班規劃未來的原因所在。

我想要當個靠愛的力量使自己做出行動的人，和心動的人來往，感覺對的時候提筆寫作，然後聽著合適的音樂或看一部電影，如果在人生中無數次的空白裡全部塞入理性的力量，那麼，我應該也會失去我所擁有的力量和餘裕。

因此，我想當個儘管缺乏理性、依舊充滿感性的人。我想要和志同道合、與我同類的朋友一起攜手向前。雖然我們無從判斷理性與感性的優劣之分，但是兩者的質感絕對是不一樣的。我更喜歡、也更能夠仔細去感受充滿愛與感性的質感。

孤獨是一處非常特別的場所

牆上掛著一雙眼。陌生人的手機裡、辦公室的隔板上、穿梭在馬路上的空氣裡，都充斥著孤獨之眼，一旦它一睜開，恐懼也會一起浮現，無數雙眼睛就會再次張動，閱讀著我寫的文章和表情。

對我來說，孤獨的場所是十坪大小的房間內、和我身高差不多的棉被裡、走著走著抬頭望去的天空下、漂流在人與人之間時所感受到的異質感界線。我有時候會選擇無視，有時又倍感自責，當我搓著口袋裡難以掏出的雙手時，當我獨自一人待在空蕩蕩的房間裡、聽著自己的錄音說話聲時，當我在咖啡廳裡看見那些失了焦的雙眼時，當我發現自己很害怕別人的視線，但其實根本就沒有任何視線朝向我時，在這些場所中打撈上岸的孤獨，究竟能否變得特別？這會不會是僅限於藝術家才能享有的特權……？

痛苦與安慰

有些時候，我會切身體會到自己的不足，不論是在愛情還是工作上，都要等事後才會感到後悔萬分，「原來我當時沒了解清楚、原來當時的我還有許多不足」，這種情感會同時帶來痛苦和安慰——再也不能重來的痛苦，和再也不會重蹈覆轍的安慰。如果是工作，安慰的比例可能會高一些；如果是愛情，通常都是痛苦比較多，因為當我意識到不要再重蹈覆轍時，往往對方早已離我遠去。

面對再也回不來的愛情所帶來的空虛與憂鬱，我們能做的事情少之又少。不是默默地繼續維持日常生活，就是竭盡所能地慰留一去不復返的情感，抑或是折磨自己、啃食自我。

每當這種時候，我都會選擇閱讀。沒有什麼事情比「不停向人吐露自己無解的情感」還要折磨人，那對於自己或對方來說，都只是毫無意義的情感消磨。但是書不一樣，**我可以像找良藥一樣，尋找和我想法、處境類似的書籍，也可以反覆閱讀到紙張老舊泛黃、底線也一畫再畫**。儘管如此，書也依然不會離我而去，更不會面露不耐。它會默默地等待我，直到我找到解決方案、完全治癒為止。這就是書的最大魅力之一。

沒有修飾語的人生

我們公司即將出版一本新書，作者是我曾經很喜歡的作家，負責出版事宜的組長告訴我，二月初會和這位作者一起開會，大家順便一起腦力激盪，要是有空的話，希望我可以參加，畢竟我是作者的粉絲，又是二十世代年輕人，所以拜託我可以多想一些年輕、新穎的好點子。

雖然我很開心有機會參加這場會議，也覺得會很有趣，但是當我聽聞「年輕」的好點子這句話時，突然有一種鎖喉的感覺。也許是因為感受到壓力的關係——須要提出別人未曾想過的好點子、夠新穎的點子——但這也是我一直糾結的單字之一。

我後來對朋友說了這件事，結果朋友也表示：「為什麼前面要多加個『年輕』，難道以他的資歷就想不出什麼好點子嗎？能不能直接省略年輕或專家等這些修飾語，大家齊聚一堂一起發想，不是更好嗎？」的確，我們的前面總是帶有太多修飾語，包括我自己也不例外。「年輕」一詞在我身上雖然是不可改變的修飾語，但我想談的是在那些修飾語背後所隱藏的期待。以學歷或大學專攻為例，許多人會認為畢業於文藝創作系的人，一定都能寫出高水準的文章；畢業於英文系的人，則能說著一口流利道地的英語。這些單純的想法，反而會阻礙當事人的實力發揮，因為會令他們倍感壓力。這也是為什麼我不想要公開自己是畢業於藝創作系的原因。姊姊也有向我抱怨過類似問題，就讀首爾藝術大學專攻主唱的人總是得承受被人評價的壓力，要是唱得好，只會被視為理所當然；要是唱不好，就會被瞧不起。我相信一定有很多人都經歷過類似情形，所以才會有那麼多人沒辦法在自己當初因喜歡而選填的科系裡盡情享受，對自己的實力缺乏自信的人，則一直想找個地洞鑽。

今天，我把臉書上的學歷和工作經歷都刪掉了，因為我想要擦去一直貼在我前面的修飾語，雖然顯示不錯的學歷和工作背景有為我帶來短暫的優越感，但也帶來了不少自卑感，諸如：明明是文藝創作系畢業，寫作能力卻沒有很好；明明在出版社工作，卻不太懂書等，一些對自我的批判與厭惡。但我也心知肚明，這些修飾語只會影響一個人的部分，不能代表其全部。在公司裡認識的人當中，有一名女同事最令我感到嫉妒（她很會畫圖、寫作，感性充沛，長得也漂亮討喜），她就是地方大學出身，慚愧的是，我竟然會想要靠那名職員的學歷來彌補我的自卑感。我內心想著：「原來她的學歷不怎麼樣嘛」，用這種糟糕的思維想盡辦法讓自己看起來比較優越。

雖然這些事情我用腦袋想都很清楚，但不免還是會感受到那些光憑修飾語就對我妄下評論的多數人眼光，而我自己同樣也難逃那樣的視線。當我發現令我嫉妒的人原來學歷比我差時的那份自我安慰感，當我聽聞原本不感興趣的人竟然是好學校畢業而突然對他刮目相看，以及在那些疏離感裡面不停自責的日子，我真心想要改變，不，應該說我相信自己有朝一日一定能改變成功。

其實我不知道目前在公司裡比較要好的幾個同事是什麼學校畢業，也一點都不好奇。就算無法徹底改變自己，我也一直在努力改變。

與其只去在意自己未能改變的部分，不如把焦點放在已經有所改變的部

分，對自己抱有希望。期待某天，多數人可以不用再靠那些修飾語也能對自己充滿自信、抬頭挺胸。

夢

我做了一個夢，背景回到了過去，夢裡有我、姊姊和母親，還有出現其他人，但已經想不太起來。夢裡，我舉起相機，準備拍下年輕時的母親，但不論我怎麼拍，照片都無法存在相機裡，當下，我意識到因為過去已成過去，我們只是停留在一個虛幻空間裡，夢醒就會消失，所以才會存不到照片。

但是夢裡的我們都很開心，明明不會記得、也記錄不了當下，但光是三個人相聚在過去的某個時間點，就已經是很值得開心的一件事，也很神奇。年幼的我和姊姊，還有臉上一條細紋都沒有的母親，當我在記錄這段夢境時，記憶也正逐漸消逝，所以已經想不出更多畫面。好想再看看母親年輕、白皙的臉龐。是一場難過又美麗的夢。

外婆

外婆一直都是個話很少的人，從來不道人長短。有一次，我問她：「爸爸身為女婿，妳為他打幾分？」結果外婆反問我：「妳覺得呢？」於是我毫不猶豫地回答：「零分。」外婆聽了我的回答以後只有放聲大笑，一直閃避問題，於是我換個方式問：「那我如果找一個像爸爸的男生回來，說要和他結婚，妳會怎麼辦？」結果她斬釘截鐵地對我說：「不可以喔！」實在很好笑。

由於我白天要去一趟順天市，外婆也和我一同出門，我們在路上走著走著，外婆突然問我：「是不是因為覺得這裡很無聊，所以想去順天玩？」我一聽馬上回答：「絕對不是，是因為感覺日後很難再有機會一個人去旅行，所以才會決定安排這趟旅程。」然後可能是因為有些心虛的關係，還特地多說了三次「真的不是因為覺得在這裡很無聊，真的！」其實外婆說的有一半對、一半不對，和外婆聊天很容易突然打住、陷入一陣尷尬的沉默，這裡也的確沒什麼事可做。難得可以陪外婆，我也不想一直低頭滑手機或看書，雖然很想和外婆天南地北的閒聊，以前外婆也會講很多有趣的故事給我聽，可是現在她的資料庫可能已經變小了，所以話變得比以前更少。但是感覺自己以後很難有機會一個人去旅行也是千真萬確的事實。

總之，我們一起走了一段路，最終抵達了正在舉辦活動的會館前，那裡聚集著許多爺爺奶奶，我在那裡向外婆道別，給了她一個大擁抱，對她說：「要自己多保重喔！」然後就繼續朝火車站方向走去。每當我回頭望向外婆時，外婆都會對我揮手，我也一直頻頻回頭看她，直到外婆的身影小到看不見為止。

我想起昨天我們之間的談話，我問：「最近一次幸福是在什麼時候？」結果外婆回答：「我每天都一個人，怎麼可能幸福。」我想也是，於是尷尬地換了個方式重新提問。「那我來這裡看妳，是不是覺得很幸福？」結果外婆回答：「嗯，很高興，也很喜歡。」於是我反問：「所以還不到幸福的程度嘍？」最後外婆補充道：「高興、喜歡就等於幸福。」每次只要想到外婆，我就會感到很心疼，有點像是憐憫之心，所以我很討厭這種感覺，但如果把它想成是對外婆的愛，心裡就會好過一些，畢竟由愛而生的憐憫是人之常情。

老掉牙的謊言

開工儀式結束之後，我和大老闆剛好四目相交，我一直都很害怕他，除了本來就害怕大人外（但我自己也已經是大人），看起來有權有勢的大人更令我戒慎恐懼——我們老闆就是屬於這種大人。總之，他突然問我今年的夢想是什麼，害我倒抽了一口氣，瞬間語塞。後來他改口說道：「還是談夢想太偉大？那就說說妳今年的目標吧！」於是我回答：「我只有一個小目標，就是把身體或精神狀態維持健康。」後來我又感受到好像應該要多說點什麼，於是脫口而出「我想要做一本暢銷書！」但不曉得為什麼，這句話害我羞愧得無地自容、滿臉通紅，聽起來很老套，也很奇怪。

其實我對暢銷書一點也不感興趣，但是感覺如果只回答「想要做幾本好書」的話，老闆一定會繼續細究追問，所以不如直接講一個不拖泥帶水的回答，只是不知為何，這句話令我感到十分羞愧和彆扭。好想要變得更率真一點，也好羨慕那些不論面對任何提問都能毫無壓力、坦率回答的人。

我的阿姨

昨天是母親的健檢日，同時也是外婆北上首爾的日子。但是，我只要一想到面對陌生事物會先驚慌失措的母親，以及嬸嬸和外婆兩個人在大醫院裡四處徘徊的畫面，就會耐不住性子、替她們感到擔憂，最後，我決定跟公司請半天假，與她們同行。

外婆每三個月就會來首爾一趟，檢查一下身體，再領藥返鄉，因為她住的地方沒有大型醫院。原先一開始，外婆是在安山市看醫生，後來換去首爾永登浦區的醫院，現在則是在位於首爾北邊的一山新都市看醫生，前前後後總共換了三家醫院。而每三個月負責帶外婆去看醫生的人是由她三個女兒輪流進行，先從小阿姨開始，再換大阿姨，最後換我媽。

小阿姨的家其實離我們家很近，但是已經很久沒有聯絡，我問過母親原因，母親說她也不曉得，外婆則認為一定是嫌她老人家麻煩所以不聯絡，甚至對此感到心裡有點不是滋味。母親的表情也顯得略為複雜，那瞬間，我的腦海閃過了一個念頭：「外婆又不是每個星期來，三個月一次吔，怎麼能連一通電話都沒有？實在太過分。」

結果那天晚上，我想起了過去記憶中的小阿姨，她很喜歡閱讀，總是細心照顧外婆和外甥女，但是如今，那些畫面都已成過去式。

對於我們三姊妹來說，小阿姨是非常特別的人，小時候，她代替無依無靠又沒車的父親帶我們四處遊玩，還為我們講好多淺顯易懂的童話故事，每當父親要動手打媽媽時，我們總是打給小阿姨哭訴，反而不會打電話給住在同樣距離遠的大阿姨。如今回想，小阿姨對於當時的我來說，就像是第二個母親，她可以令我感到安心自在，甚至比我的母親還要聊得來，也很聰明。

當我想起過往的小阿姨時，突然閃過了一個念頭：「那個人變了」很可能只是一句廢話。不論是希望對方能始終如一，還是期許自己不要有太大改變，對於某些人來說，都有可能是非常沉重的包袱。

當人生已經變成只是為了生存，且生存問題比重高到無暇花心思在其他事情上面時，再加上時間飛快、最終只能眼睜睜看著許多事情乾涸朽爛時，也許期望對方能和當初一樣始終如一，是一種既矛盾又自私的心願。

我試著去想像，小阿姨的人生很可能就是如此，一點一點地面臨危機、將其吞噬，如果沒有像我一樣去仔細回想，根本不會察覺有異。當她對自己的希望落空，對周遭其他事物也會意志消沉，變得不想做任何事、不想參與或干涉任何事，最重要的是會變得獨來獨往、不想和大家一起，失去對人際關係的欲望，讓自己徹底變成一個人。

明明可以這麼容易察覺，而且我也比其他陌生人更了解她的人生過往，我卻在那當下還是先閃過了「怎麼可以這樣對待外婆」的念頭，我對於這樣的自己感到有些失望。就算假裝沒這回事，那份念頭還是瞬間蔓延至全身，早上起床時我發現胃不太舒服，宛如是老天給我的懲罰一樣。

瑞貝卡．索爾尼特（Rebecca Solnit）在其著作《遙遠的近旁》（*The Faraway Nearby*）中寫道：「同理心須要靠學習，再來還須要靠一些想像。」自己內在沒有的種子，絕對不可能發芽茁壯，這也是為什麼我們一輩子都只能和別人走在平行線上的原因。然而，我們可以靠想像和學習創造出內在沒有的東西，同理心便是其中之一。

過去的我一直認為同理心是自然而然會產生的心態，但是我後來發現，當你懂得去創造內心原本沒有的東西、能夠對他人感同身受時，才是真正轉大人的方法之一。我們和許多人若即若離，尤其和家人是最親密的陌生人，也是最陌生的親人。想像並學習自己難以理解、難以感同身受的情感，是一種對他人的愛的表現，也是唯一可以不讓自己和對方的內心種子乾枯衰竭的方法。雖然我可能無法百分之百體會對方的立場與處境，但至少要有一顆努力嘗試理解的心。

我認為自己有無意識到這一點有著天壤之別，因此，我下定決心先從比較能產生同理心的對象開始練習，也就是過去我很喜歡、但不知從何時起漸行漸遠的那些人。

我的愛狗，我的一切

我家有三隻狗，浮腫、秀智和大嘴巴，分別是三歲、九歲和十五歲。小時候，我都叫大嘴巴是火箭嘴，因為每次只要電梯一開門，牠就會像彈簧一樣瞬間蹦出去，宛如火箭發射般活力充沛、迅速敏捷。

每當按下密碼鎖、打開玄關大門時，大嘴巴一定會坐在鞋子之間，滿心期待地迎接我們，直到抱牠起來為止，牠都會一直身體站直、用腳拍打我的膝蓋。不論我吃任何東西，牠都能馬上察覺，就算我有時候偷吃地瓜，或者很小聲地拆開一包零食，牠也會瞬間跑來我身邊。吃炸雞、烤肉時當然也不例外。

牠的心跳聲非常規律，鼻頭溼潤，眼睛晶瑩剔透、炯炯有神，腳掌和腹部一直都呈粉紅色，還散發著一股淡淡的嬰兒香。明明沒有人教牠，牠卻知道要在廁所或陽臺解便，尿急時還會站在陽臺前不停用腳抓門或啼叫，示意要人幫牠開門。牠也是隻很愛吃醋的狗。

十多年來，這對我們來說是再理所當然不過的畫面，但是隨著時間流逝，這番光景逐漸減少，甚至已不復再。已經沒再用頸圈卻走得比我慢的大嘴巴，有點重聽所以就算打開玄關大門也不再出來迎接的大嘴巴，在房間睡覺時我要靠近牠說：「我回來嘍～」才會突然驚醒的大嘴巴，不願意喝奶也不太愛吃肉的大嘴巴，不論我吃任何東西都已經不再會湊過來的大嘴巴，現在就算牠乖乖待著也能明顯聽見不規律的心跳聲，還有藍藍的眼睛、乾乾的鼻子、黑黑的腳底，以及布滿斑點鬆垮垮的腹部。牠不再因為尿急而抓陽臺的玻璃門，聽見牠吠也早已是很久以前的事。現在的牠只有一直睡，不停地睡，甚至睡到讓我有點害怕的程度……。明明牠已經是條老狗，我卻一直不想承認這項事實。

每當我看見充滿活力的秀智和浮腫時，就會想起大嘴巴小時候，這讓我很心痛。因為每當我只要打開東西吃時，牠們倆就會馬上飛奔過來，我輕聲細語時，牠們也會馬上豎起耳朵，透過秀智和浮腫，更讓我切身體會大嘴巴的時間比我的時間走得快許多。

我似乎還太稚嫩，難以接納一條生命的完整生涯，從起點到中間過程再到終點，對我來說是一大難題也很沉重。我的心還很小、也很負面，雖然很幸福也很珍惜現在可以和三隻愛狗躺在一起的時光，但也感受著同樣程度的害怕、恐懼與茫然。

我重新思考關於「軟弱」一詞，正因為軟弱，所以想起那個害怕、討厭軟弱無力事物的我，但與此同時，也不會改變自己想要為牠們負責的真心。牠們都是我永遠不想要道別的對象。

一起

過去曾有一段時期，我只想要沉默不語，不，應該說是非常渴望能夠如此，我只想要簡單、輕鬆、冷淡、無感。同理心成了我當時的生活主軸，也是一大片陰影，覆蓋整個日常；不論是在觀賞韓劇或電影時、聽音樂或看照片時、聽著某人的故事或傾聽自己的故事時，我都很容易深有同感，宛如「刺點」(Punctum，意指反映出極度個人的經驗，以致引起情緒波動）一樣，沒頭沒腦地衝向我，那是一種既熟悉又厭倦的自覺。

所以我蓋了一座名為「包容」的圍籬，在裡面安全度日。當時我以為是自己主動走進去的，但是從結果來看，我等於是被囚禁在那裡面（雖然我很不想要用囚禁來形容）。我以為自己會變得幸福，但事實證明並沒有。每次我都想要證明自己沒有錯，也一直渴求有限的愛情。我整天開口閉口都是「為什麼我會這樣？」對這世界和其他人也感到愈來愈疏離。本來一心想要變冷淡的我，等真的變冷淡以後，我的世界也從此凍結成冰，不論碰觸任何一處，都感到疼痛、冰涼，生氣、怨恨。

如今回想，那是再理所當然不過的事。因為我蓋了一座屬於自己的圍籬，不與任何人往來，也不與任何人分享，最終，這就跟蓋了一座冰冷的城堡沒兩樣，過度執著於人們冷漠的一面，人生也變得毫無溫暖可言，只剩下滿滿寒意。那些沉重的情感無時無刻湧現時，都會令我倍感窒息，完全沒有排解的方法。當時是我第一次尋求專業醫師協助，也可以明顯感受到自己的狀態已經變得不再能與人侃侃而談自己內心深處的心底話。但是自從開始練習說出來以後，就如洪水般傾洩而出。我以為只要對一個人傾訴即可，但發現事實並非如此。

從那時起，我開始練習對家人、朋友、同事、陌生人傾訴內心想法，讓自己適時地吐吐怨氣，然後聽聽他們給我的意見，再讓自己吸一些新鮮空氣。我並沒有只是做做樣子，而是發自內心這麼做，感覺充滿偏執和憐憫的情感有逐漸找回平衡。

最終，**好好過日子的方法就是和大家一起生活，這是我難得和家人出遊一趟回來所體會到的心得。與人一起是一種利他之心，而這樣的心態也會救贖你的利己之心，因為是從自己開始、我們結束。**因你願意與我一起而感動，因不能沒有最懂我的你和妳，所以選擇一起；一起誤會、一起分享、一起深有同感、一起疏遠、一起活在當下。我想，這也許是在充斥著黑暗的世界裡，唯一可以放心喘息的方法。

極度陰暗的時期

我總是孤軍奮戰，戰力是一比數十或數百，但是打從一開始，要和自己一個人都數不清的諸多敵人奮戰是根本不可能的事情。當敵人愈多，戰鬥力就急速下滑，也很快失去戰鬥意志。不，應該說這場戰爭根本就不存在，我不可能贏，也毫無把握，甚至不打算贏。我的人生就像一名生活髒亂的主人所持有的包包，裡面充斥著亂七八糟的東西，你不知道何時會出現陳年垃圾，也害怕被人看見內部。我的人生也很像使用多年的包包，原本光滑的底部被人任意丟放在地，磨損受傷，但不會有人察覺。要是換個角度丟放，就很可能會被人發現，但也僅止於發現而已。只要沒有預算換新包包，就必須小心翼翼、動作彆扭地拎著它，才不會被人發現底部早已磨損。當我在寫這段文字時，一方面覺得簡直就是神比喻，一方面又發現這樣的比喻並不恰當。

當我搭公車移動時，每次只要有人站在我的座位旁，我就會停止寫作，因為那個人的目光會停留在我的手機螢幕上，我擔心自己正在寫的文章會被他偷看到，就好比滿是祕密的日記本一樣，我會害怕充滿黑暗的文章被別人看見。我的精神被一層不透明的膜包裹著，誰也無法看見那層膜背後有什麼。透過那層膜所過濾出來的想法和自己的本意截然不同，本意的碎渣則直接在精神裡累積、腐爛。因此，我的想法總是不能被打掃得神清氣爽，只有漫無目的地希望可以在充滿碎渣的本意當中，撈到一些不錯的想法。這就好比過濾完一攤爛泥也只會得到一坨汙水一樣，被我重複過濾多次的想法，也只會是陰沉、黯淡無光的，因此，我會用文字比喻來裝飾、隱藏想法。像這樣被包裝過、停滯的想法，乍看之下好像頗有道理，最終其實也只是一些微不足道的想法而已。

雖然我會被開朗坦率的人其天真浪漫所吸引，也很熱中於閱讀充滿正能量的文字，但其實我很焦慮，害怕自己根本無法成為其中一員。我難以接受真正的黑暗，也無法投身在明亮的世界。其實我很希望自己可以成為許多人的寶貴人脈，也很渴望得到滿溢的愛與關懷，對其他人抱有高度興趣卻假裝漠不關心。那些假裝締造出更多的假裝，甚至使我分不清究竟假裝的我才是真正的我，還是真正的我就是假裝的我？我也分辨不出來這些想法究竟是出自本意，還是有經過篩選過濾？想要故作鎮定的精神和一點也不鎮定的心相互衝突，使精神失衡，進而創造出墜入萬丈深淵的表情，然後做出偏差的舉動。為了重新讓精神和身體找回平衡，我放入了「正確」再繼續堆疊，但未能堆出牢固的城堡，於是搖搖欲墜，又再次崩塌。

最終，我知道自己不可能重拾自由，但還是沿著這條道路漫無目的地前進，看不見終點。雖然我也有嘗試開闢一條新道路，但那裡只有布滿銳利的小石子，不論我多麼辛苦開挖，也始終變不成一條小徑，還把我的腳磨得遍體鱗傷。

虛構（Fiction）

當年，我所具備的技能只有傷透別人的心。我就像黑暗中的燈火一樣，可以一眼看穿人們的弱點，也很享受攻擊那些弱點的滋味。如果有人問我當初為何要這樣，我猜應該是因為就連我都不太了解自己的緣故。正因為不了解自己，所以才會難以忍受這世界自作聰明，看見那些篤定的人就會令我作嘔。我可以神不知鬼不覺地從他們的信念中找到弱點，集中攻擊，看著他們驚恐、潦倒的模樣，獲得安慰。實在是非常惡劣的人生。

詢問，掩蓋

比起本質，我更重視態度，不，應該說我認為本質是涵蓋在態度裡的，從一些微不足道的小事裡就可以看出真心與否，因此，我才會執著於關注對方的眼神、手勢、口氣和一舉一動。

如果愛上一個人，我會變成好奇寶寶，只是那些提問不一定會用言語來表達，有時候是透過肢體語言散發，比方說，拖著下巴朝向我的臉龐、專注在我嘴巴上的眼睛、上下晃動的下巴、中間偶爾反問我的話語，每當這種時候，我只要不停地說我的故事即可，因為對他來說任何回答都無所謂，就算沒有刻意問我什麼，也會自然而然想要與他分享我心裡的許多故事，讓我願意敞開心房滔滔不絕。

反之，我也想起了無數個讓我們吞回肚子裡的提問。任何人都會提問，也會接受提問，在我看來，人們其實比想像中還要容易害羞，雖然不是每個人都這樣，但的確有許多人會在準備提問的那一瞬間感到語塞或尷尬，又或者是擔心對方不願意被問，所以會因為自尊心或害羞而嚥下許多疑問。朋友雖然為我取了一個「提問王」的綽號，但其實我也只是從無數道問題中好不容易選出幾個來問罷了，儘管多的是更隱密、沉重、私人、幼稚又無聊的問題。

因此，每當我遇見就算不用刻意提問，也能自然引導我說出內心話的人，以及就算我不刻意問，也能自動感應到我腦海裡的問題，主動對我侃侃而談的人時，就會令我很開心、很溫暖，感覺我們是心靈相通的。

但另一方面也會感到有些難過，那些被我們吞回肚子裡的問題，究竟都去了哪裡？會不會消失在我們的內心某處，或者沉澱在我們的內心深淵？還是說會發展成某項行為或習慣？那份沉默會不會阻礙了我與某人的深入聯結？我好擔心這一點。

浪漫與譏笑

我們經常用一剎那來判斷整體，就算是一位幾乎書不離手的人，假如正好被我看見他在讀 Instagram 上的留言，我就會把他當成是成天只會看留言的那種人。因此，好感與命運是浪漫的合理化，只是時間點的問題，使你我看起來與眾不同，讓我們成為一同迎接閃耀瞬間的幸運兒。雖然這只是偶然，但也是這份美麗的偶然締結出大部分的姻緣，這是不可否認的事實，所以也不需要嘲諷譏笑。

總之，人生往返於浪漫與譏笑之間，每當跨越那條熱與冷的界線時，無聊感就會自動銷聲匿跡。最害怕的瞬間往往是不熱也不冷的時候，沒空感受熱情，也沒空冷酷回頭。最常溫、最無感的時刻，那一刻的我們，就跟行屍走肉沒兩樣。

野人家 198

雖然想死，但還是想吃辣炒年糕：

身心俱疲，卻渾然不覺，一位「輕鬱症」女孩與精神科醫師的 12 週療癒對話，陪你擁抱不完美的自己

作　　者　白洗嬉
譯　　者　尹嘉玄
社　　長　張瑩瑩
總 編 輯　蔡麗真
編　　輯　蔡欣育
校　　對　林昌榮
行銷企畫　林麗紅
封面設計　萬勝安
內頁排版　劉孟宗

出　　版　野人文化股份有限公司
發　　行　遠足文化事業股份有限公司（讀書共和國出版集團）
地址：231 新北市新店區民權路 108-2 號 9 樓
電話：(02) 2218-1417 傳真：(02) 8667-1065
電子信箱：service@bookrep.com.tw
網址：www.bookrep.com.tw
郵撥帳號：19504465 遠足文化事業股份有限公司
客服專線：0800-221-029

法律顧問　華洋法律事務所蘇文生律師
印　　製　成陽印刷股份有限公司
初版 1 刷　2019年10月
初版22刷　2024年 2月

歡迎團體訂購，另有優惠價，請洽業務部 (02) 2218-1417 分機 1124

國家圖書館出版品預行編目 (CIP) 資料

雖然想死，但還是想吃辣炒年糕：身心俱疲，卻渾然不覺，一位「輕鬱症」女孩與精神科醫師的 12 週療癒對話，陪你擁抱不完美的自己 / 白洗嬉著；尹嘉玄譯 .-- 初版 .-- 新北市：野人文化出版：遠足文化發行，2019.10
208 面；13×19 公分
ISBN978-986-384-378-8(平裝)
1. 憂鬱症 2. 病人 3. 心理治療

415.985　　108014667

野人文化官方網站
野人文化讀者回函